JN085985

子どもを知る

■編集委員■民秋 言・小田 豊・栃尾 勲・無藤 隆・矢藤誠慈郎

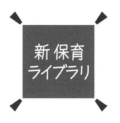

新 保育
ライブラリ

子どもの食と栄養
［新版］

二見大介・齋藤麗子 編著

北大路書房

新版に向けて　編集委員のことば

　本シリーズは，平成29年3月に幼稚園教育要領，保育所保育指針，幼保連携型認定こども園教育・保育要領，さらに小学校学習指導要領が改訂（改定）されたことを受けて，その趣旨に合うように「新 保育ライブラリ」を書き改めたものです。また，それに伴い，幼稚園教諭，小学校教諭，保育士などの養成課程のカリキュラムも変更されているので，そのテキストとして使えるように各巻の趣旨を改めてあります。もっとも，かなり好評を得て，養成課程のテキストとして使用していただいているので，その講義などに役立っているところはできる限り保持しつつ，新たな時代の動きに合うようにしました。

　今，保育・幼児教育を囲む制度は大きく変わりつつあります。すでに子ども・子育て支援制度ができ，そこに一部の私立幼稚園を除き，すべての保育（幼児教育）施設が属するようになりました。保育料の無償化が始まり，子育て支援に役立てるだけではなく，いわば「無償教育」として幼児期の施設での教育（乳幼児期の専門的教育を「幼児教育」と呼ぶことが増えている）を位置づけ，小学校以上の教育の土台として重視するようになりました。それに伴い，要領・指針の改訂（改定）では基本的に幼稚園・保育所・幼保連携型認定こども園で共通の教育を行うこととされています。小学校との接続も強化され，しかし小学校教育の準備ではなく，幼児期に育んだ力を小学校教育に生かすという方向でカリキュラムを進めることとなっています。

　保育者の研修の拡充も進んでいます。より多くの保育者が外部での研修を受けられるようにし，さらにそれがそれぞれの保育者のキャリア形成に役立つようにするとともに，園の保育実践の改善へとつながるようにする努力と工夫が進められています。全国の自治体で幼児教育センターといったものを作って，現場の保育者の研修の支援をするやり方も増えています。まさに保育の専門家として保育者を位置づけるのみならず，常に学び，高度化していく存在として捉えるように変わってきたのです。

　そのスタートは当然ながら，養成課程にあります。大学・短大・専門学校での養成の工夫もそれぞれの教育だけではなく，組織的に進め，さらに全国団体

でもその工夫を広げていこうとしています。

　そうすると，そこで使われるテキストも指導のための工夫をすることや授業に使いやすくすること，できる限り最近の制度上，また実践上，さらに研究上の進展を反映させていかねばなりません。

　今回の本シリーズの改訂はそれをこそ目指しているのです。初歩的なところを確実に押さえながら，高度な知見へと発展させていくこと，また必ず実践現場で働くということを視野に置いてそこに案内していくことです。そして学生のみならず，現場の保育者などの研修にも使えるようにすることにも努力しています。養成課程でのテキストとして使いやすいという特徴を継承しながら，保育実践の高度化に見合う内容にするよう各巻の編集者・著者は工夫を凝らしました。

　本シリーズはそのニーズに応えるために企画され，改訂されています（新カリキュラムに対応させ，新たにシリーズに加えた巻もあります）。中心となる編集委員４名（民秋，小田，矢藤，無藤）が全体の構成や個別の巻の編集に責任を持っています。なお，今回より，矢藤誠慈郎教授（和洋女子大学）に参加していただいています。

　改めて本シリーズの特徴を述べると，次の通りです。第一に，実践と理論を結びつけていることです。実践事例を豊富に入れ込んでいます。同時に，理論的な意味づけを明確にするようにしました。第二に，養成校の授業で使いやすくしていることです。授業の補助として，必要な情報を確実に盛り込み，学生にとって学びやすい材料や説明としています。第三に，上記に説明したような国の方針や施策，また社会情勢の変化やさらに研究の新たな知見に対応させ，現場の保育に生かせるよう工夫してあります。

　実際にテキストとして授業で使い，また参考書として読まれることを願っています。ご感想・ご意見を頂戴し次の改訂に生かしていきたいと思います。

2019年12月　　編集委員を代表して　無藤　隆

はじめに

　厚生労働省は，2002（平成14）年度から，新しい保育士養成課程をスタートさせた。これはより専門性の高い実践力や応用力をもった保育士の養成が急務とされることによるが，この背景には，"少子化と核家族化""女性の社会進出と就業形態の多様化""家庭の役割や規範の変化と地域の子育て機能の低下"など近年の子どもを取り巻く家庭や地域の環境の急激な変化がある。当然，これらは，少なからず保育の具体的展開においても影響を与えているものであり，その対応として，改定「保育所保育指針」に基づいた取り組みが2009（平成21）年度から実施されている。

　一方，家庭はもとより，直接保育の実践の場における保育ニーズは多様化し，既成の枠にとらわれない新たな発想に基づく，安全で，より質の高い保育を実施することや幼保一体化に関する取り組みなども，社会的に求められるようになってきた。

　とくに，「食」に対する人々の価値観が様変わりした。たんに栄養素摂取のバランスが重要視されていた時代から，子どもの心身の健康や生活の質の向上にかかわる食生活のあり方までもが模索される時代になり，これらの問題の改善にむけては，改定「保育所保育指針」において，具体的項目として「第5章健康及び安全」のなかで「食育の推進」が示され，今まで以上のウエイトがおかれてきている。

　このような状況のなかで，厚生労働省においては保育士養成課程等のさらなる充実強化と時代にあった保育士のあり方等を検討するため，その検討会を設置し，新たな議論を重ねてきた。その結果，2011年度から実施するための保育士養成課程での科目と教授内容等について「指定保育士養成施設の指定及び運営の基準について」が告示（平成22年7月22日）された。

　新たな基準は，従来「小児栄養」と表現されていた科目を「子どもの食と栄養」と名称変更するとともに，科目の〈目標〉を再構築し，とくに「3．食育の基本とその内容及び食育のための環境を地域社会・文化とのかかわりの中で理解する」と取り上げた。そのほかの目標は，表現は若干異なるものの一部整

理統合するなどを行ない基本的には大きな変更はなかったと考えられる。

　また，これらの目標に沿って科目の〈内容〉についても検討が加えられた。従来は，大項目（いわゆる章に相当する事項）が10項目あったものが，6項目にまとめられ，その4番目の項目として「食育の基本と内容」が示された。また，小項目（いわゆる節に相当する事項）では，新たに「生涯発達と食生活」および「家庭における食事と栄養」が，それぞれ該当する大項目のなかで取り上げられた。

　もとより，従来の保育士養成課程のカリキュラムに示されていたこの科目の位置づけは，“保育の対象の理解に関する科目”の系列として変わらず，必須科目として履修することになっている。このため，子どもの食と栄養の基本的理論を体系的に理解するとともに，保育の実際との関連から，その知識を実践化し発展させていくことにも留意することが重要なこととなる。

　本書は，このような時代のニーズに即し，科学的に根拠のある学問的知見等をふまえ編集，執筆されたものである。いずれにしても，保育の分野における高度の専門家を養成する新しい器には，新しい考え方が盛り込まれ，小児期の栄養・食生活が生涯にわたる健康と生活のより充実した基盤となるよう関係者の認識とその行動が問われている。その意味で，保育士はまさにこの最前線にたっており，本書を活用し子どもの食と栄養に対する理解を深め，今後，各方面において，よりいっそう国民の健康の確保に寄与していただくことを編者として期待してやまない。

　また，本書は可能な限り，厚生労働省が示した保育士養成課程カリキュラムに準拠した記述に配慮して編集したが，さらに改訂時に修正が必要と思われる部分もある。これらの点については，読者諸氏の指摘を待ちたい。

　最後に，本書の刊行にあたって，企画，編集，校正等の面でお世話になり，完成まで辛抱強く見守ってくださった北大路書房の方々に心から感謝するしだいである。

2011年2月　　編者を代表して　二見大介

厚生労働省は「養護と教育を一体的に行う」ために新たな「保育所保育指針」の策定を行ない，2018（平成30）年度から実施に至った。そこでは，乳幼児期の食についても，それぞれを両輪として，生涯にわたる心身の健康づくりをしていくことが求められている。

　そして，この新しい「保育所保育指針」においても，「食育の推進」は継続して示されているが，保育所の特性を生かした食育として，健康な生活の基本としての「食を営む力」の育成に向け，その基礎を培うことを目標とすることと記されている。また，この間，これらの具体的展開にあたっては，2011（平成23）年に示された「保育所におけるアレルギー対応ガイドライン」や2012（平成24）年に示された「保育所における食事の提供ガイドライン」を活用することで，より効果的な食事づくりが可能となった。

　さらに，健康増進法に基づき定める食事摂取基準についても2019（平成31）年に2020年版「日本人の食事摂取基準」として改定された。

　このような変化を踏まえ，このたび本書は『子どもの食と栄養［新版］』としてリニューアルされた。お役に立てれば幸いである。

2020年5月　　編者を代表して　二見大介

第1章
子どもの健康と 食生活の意義

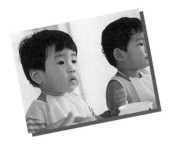

　子どもの健康と食生活のあり方は，生涯にわたるすべての活動の基盤であり，より健全であることが求められている。しかし，近年，その実態はたんに栄養摂取のアンバランスにとどまらず，孤食や欠食など社会とのかかわりの観点から多くの問題が指摘されている。

　一方，従来は家庭や地域単位で解決されていた伝統的食文化の継承や食生活上の諸問題は，その存在すらうすらいできた。

　本来小児期は，家庭はもとより，地域社会のなかで健康や子育ての支援を受け，健やかに発育していくことが必要とされている。保育の現場においても，本章に記述されている内容の理解をいっそう深め，これらの活動の活性化を推進していくことが重要となる。

1 節　子どもの心身の健康と食生活の関係

1──子どもの健康・栄養の特性とその重要性

　乳幼児期の子どもは，母体から独立し新しい生活環境に適応しながら心身の成長・発達を図る過程にあり，とくに，これらの発育が健全であるか否かは，食生活を通じて摂取される食事の質と量に影響されることが多い。

　また，学童期から思春期にかけては，さまざまな社会環境の変化の影響を受け，食の不規則性，とくに朝食の欠食や孤食・個食などの食べ方を中心とした食行動や食習慣に関する問題が指摘されている。さらに，誤った栄養の知識や食事観から過栄養や低栄養（少食など）状態もみられる。もちろん，これらの状況が相当期間継続すれば身体的な健康状態も生活習慣病の発症の観点から危惧されてくる。このため，子どもの健康・栄養は，ヒトの一生のなかでもその基盤となる時期であることから最も重要とされている。

(1) 乳幼児期の子どもの健康・栄養の特性

　出生から１年未満の，いわゆる乳児については，その健康・栄養の特性から一般に生後５か月くらいまでの授乳期と生後５〜18か月ごろまでの離乳期に分けて，それぞれのライフステージ別栄養管理が進められる。

　また，満１歳から就学前の幼児期は，乳幼児期に引き続き発育はさかんな時期であるが，これらの時期の食事等の留意点としては，厚生労働省が策定した保育所保育指針（1990・2009）に基づき作成した表１−１のとおり主な発達特性と過程別保育を示してみることで乳幼児期の子どもの食生活の重要性を知ることができる。これらの留意点においては，とくに環境・雰囲気に注目し，"楽しさ"が強調されている。しかも，乳幼児個々の発育の個人差が大きいため，摂食機能や消化機能等も含めこれらの成長・発達に十分に配慮した栄養摂取のあり方が望まれる。

①乳汁栄養法

　乳汁栄養に基づく栄養摂取法は，乳児期の特徴的な食形態である。とくに，母乳栄養は，乳児が必要とするすべての栄養素を適切な割合で含んでおり，消化吸収率もすぐれているため最良の栄養法といえる。また，混合栄養や人工栄

養は，母乳不足を補ったり，母乳の代替品として利用するものであり，これらの考え方も基本的には母乳栄養に準ずるものと思えばよい（第5章参照）。

②離乳食

　離乳食は，乳児がその発育にともない乳汁のみで十分な栄養確保ができなくなることから摂取される食事の総称である。とくに，その形態は，発育の各段階にあわせ最も適切と思われる状態で摂取することがすすめられており，「授乳・離乳の支援ガイド」の離乳編として，厚生労働省から2007（平成19）年に示されている。また，離乳食は，次にむかえる幼児食や大人の食事に近づけるために，"噛み方"の訓練のための食事であるとする考え方も強く，調理形態が非常に重要である（第5章参照）。

表1-1　主な発達特性と過程別保育における食事等の留意点（厚生労働省，1990および2009より作成）

	おもな発達特性と過程	食行動・自立		環境・雰囲気	栄養教育
		食行動	自立		知識・態度・その他
6か月未満	・手足・全身の動き活発 ・感覚（視覚・聴覚など）の発達 ・欲求表現（喃語など）	・授乳 ・離乳食 ・ミルク以外の味やスプーンに慣れる		・授乳はゆったりとした気持ちで	
6か月～1歳3か月未満	・運動機能（座る，這う，立つ，つたい歩きなど）の発達 ・自分の意思や欲求を伝えようとする ・離乳食から幼児食へ移行	・離乳食から幼児食へ移行 ・さまざまな食品に慣れる	・食べようとする意欲や行動をたいせつに	・楽しい雰囲気で喜んで食事をする	
1歳3か月～2歳未満	・歩く，押す，つまむ，めくるなどの機能の発達	・食欲や食事の好みに偏りが現われる	・1人で食べようとする	・楽しい雰囲気で食事をする	・噛むことのたいせつさを身につける
2歳児	・歩く，走る，跳ぶなどと指さきの機能などの発達，自己主張，食事・排泄などを自分でしようとする		・食事を自分でしようとする	・楽しんで食事，間食をする ・落ち着いた雰囲気で	
3歳児	・食事・排泄・衣類着脱の自立可能 ・知的興味や関心が高まる ・友達とのかかわりが多くなる	・摂取量に個人差，偏食ができる	・かなりの程度自立できるようになる	・楽しんで食事，間食をする	
4歳児	・全身のバランスがとれるようになる ・想像が豊かになる ・目的をもって行動する ・決まりの大切さに気づく	・苦手なものを少しずつ食べようとする		・友だちといっしょに食べる ・食べる楽しさを味わう	
5歳児	・生活習慣が身につく ・集団で行動する ・考え判断し，批判する力がつく ・仲間のなかのひとりとして自覚する			・楽しんで食事，間食をする ・友だちといっしょに食べる	・食事をすることの意味がわかる ・食事のしかたが身につく
6歳児	・全身運動が巧みになる ・意欲旺盛 ・役割分担が行える ・思考力や認識力が高まる ・自然事象や社会事象への興味関心をもつ ・自立心の一層の高まり			・楽しんで食事，間食をする	・体と食物関係に関心をもつ ・できるだけ多くの種類の食べ物をとるように

③幼児食

　幼児食に移行するころから，子どもの発育には個人差がめだってくる。この個人差に対応した栄養・食生活のあり方が幼児食のすべてであるといっても過言ではない。とくに，運動量（あそび）による消費エネルギー量を考慮した食事の質と量を考えなければならない。この際，食事回数として間食を含め規則的な食生活を進めることがたいせつである。

(2) 学齢期・思春期の子どもの健康・栄養の特性

　小学校の児童を中心とした学童の健康・栄養は，小学校での生活とのかかわりから，とくに，学校給食に関連したことがらに集中することが多い。詳細は第7章に述べられている。

2──変わる健康観・健康意識および健康状態の変化と食生活

　現代の健康阻害は，その社会的背景から，大きく分けて，3点に集約して考えることができる。すなわち，①社会環境の複雑化による精神的緊張の増大（ストレス），②生活・労働の機械化，とくにモータリゼーションと家庭電化による運動不足，③食糧事情の好転と健全な食知識の不足などによる過剰栄養摂取である。これらの状況は，大人だけのものではなく，小児期の子どもたちも例外なく影響を受けている。

(1) 健康の考え方とそのとらえ方の変化

　健康については，一般に，健康度が高くなるに従い健康の要素が大きくなり，一方，疾病度が高くなるに従い病気の要素が大きくなる。これらの中間に位置する部分に，肥満などの例に見られるように，いわゆる"半健康"な状態があり，今日，これらの"半健康"な状態の人々の増加が大きな問題となっている。また，健康のとらえ方も従来から理想的とされたWHO（世界保健機関）の健康の定義が根底にはあるものの概念的にさまざまに変化してきた。古典的な健康概念として"病気ではないということが健康である"とする，いわば，健康と病気を点として固定的にとらえた考え方から，今日では"病気と共生する健康"のように健康と病気の関係を線として，連続的かつ可変的にとらえる考え方が国民各層に浸透している。

（2）疾病の発症要因と生活習慣病

　近年，疾病の発症をたんに遺伝要因と外部環境要因だけから位置づけるのではなく，従来，外部環境要因のひとつと考えられていた，食生活や運動，喫煙，飲酒，休養などの生活習慣に関連する要因をあらためて生活習慣要因としてとらえる考え方が厚生労働省から提起され，今まで成人病と呼称されていた疾病群を今後は「生活習慣病」と表現することとした。

　おもな生活習慣病と栄養の関係は，子どもにおいても多方面からその問題点等が報告されており，一時は，小児成人病という言い方さえされた。

　したがって，小児期における栄養管理をどのように考え，どう対応するかは，生活習慣病の予防対策を講ずるうえからも重要であり，社会的関心も非常に高いものがある。そのため，今後の生活習慣病の予防策は，「一次予防」を重視することで生活習慣病そのものの発症を防ぐことが重要となる。

（3）ストレスと食生活

　前述したとおり，健康阻害の社会的背景のひとつに社会環境の複雑化にともなう精神的緊張の増大があり，小児期の子どもたちも当然，これらの社会環境のなかで生活している。このような社会環境において，生活の質の向上を志向した健康づくりを実践するためには，ストレスを回復・解消し，栄養・運動だけではなく休養のバランスに留意した生活習慣を確立することが重要である。

　この具体的取り組みを実践することをめざして，「健康づくりのための休養指針」（厚生労働省，1994）が策定されており，①生活リズムからみた休養，②時間的要素からみた休養，③空間的要素からみた休養，④社会的要素からみた休養の4つの観点によって整理されている。とくに，「食事空間」について，"生活のなかにオアシスを"という見方でとらえ，バラエティのある場づくりが提唱されている。

　このように，現代におけるストレスは，社会的要因が引き金になって起こる心理的ストレスが多いが，本来，ストレスは生体に心理的・物理的・化学的ななんらかの負荷（ストレッサー）が加えられたときに起こる防御の反応であり，視床下部—脳下垂体—副腎皮質系の内分泌系統や自律神経がこれに関与している。このため，たんに精神過労（神経症）だけでなく，高血圧や動脈硬化症，心臓病などの循環器疾患への健康阻害も注目される。当然，これらのストレス

に負けない身体的抵抗力を高めることなどが重要となるが，その基本は健全な食生活を構築し，自己の健康管理を十分に行なうことのできる手段を身につけることが必要である。

3——生活の構造的変化と食生活

一般的に，人々の生活（家庭）の変化を論ずる場合，しばしば，そのキーワードとして出されることがらに，少子高齢社会，核家族社会，情報化社会，国際化社会などがある。いずれも，子どもの健康や食生活と深くかかわっていることは多くの専門家等が指摘するとおりである。

また，近年，生活のあらゆる領域において，本来は，家庭のなかでの営みが基本とされていた生活現象の多くが，外の社会的機能にゆだねられるという生活の外部化も問題となっている。

さらに，不適切な食生活がもたらす健康障害についても小児期からの対応が必要であるといわれている。

(1) 生活構造の変化の要因

生活（家庭）の変化については，生活を構造的にとらえ，それらの構造因子を明らかにするという，「生活構造論」の立場から6つの構造因子として扱われることが多い。

生活（家庭）における役割は，"男は仕事，女は家庭"の言葉に代表されるような性差や年齢等による役割分担がすでに形骸化したといわれ，地域や家庭における規範についても，それぞれ祖父母から父や母に，そして，子どもに伝承されてきた"しきたり"などが薄らいできているともいわれている。

また，生活時間の変化は，働く時間の減少と余暇時間の増大という形で，基本的な生活の態様までをも大きく変えつつあり，それらを過ごす空間（場）も多様化している。とくに，食事の場が，加工食品やできあいの惣菜物を利用することや外食の頻度の増加など，家庭のなかから外部の場へ向けて拡大している。

さらに，これらの変化を媒介している家計や生活の手段については，国民所得の増大やそれらにともなう耐久消費財の購入などにみられるように，豊かになった。一方，生活が合理化され，便利な世の中になることは，運動不足をは

じめ，精神面の充足等において人々の不満をふやす。とくに，小児期の子ども
など生活弱者に与える健康面への影響は大きいものと思われる。

(2) 生活の外部化と食生活

　衣・食・住にかかわる家庭生活の基本的営みが外部の社会的機能によってまかなわれることを一般に「生活の外部化」とよび，経済学などの領域で扱われている。食の外部化については，高度に発達した調理済み食品と外食の利用のために支出された金額が全体の食料支出のなかでどのくらいの割合を占めるかで表わした食の外部化比率で説明される。近年，この比率は年々増加傾向を示し，それぞれの家庭のいわゆる"台所ばなれ"が進行しているといわれている。

(3) 不適切な食生活と健康障害

　栄養・食生活と健康，生活の質などの関係については，厚生労働省（2000）の「21世紀における国民健康づくり運動（健康日本21）について」の報告書にも概説されている。これらの関係が良好に保たれていない場合に，しばしば不適切な食生活として問題視され健康とのかかわりが論じられる。また，生活の質の向上をめざした食育の立場から考えてみると，図1-1に示したとおり，子どもの食生活の現状は，今日の栄養・食生活に関する諸問題の多くが行動の側面から取り上げられている課題であることがわかる。

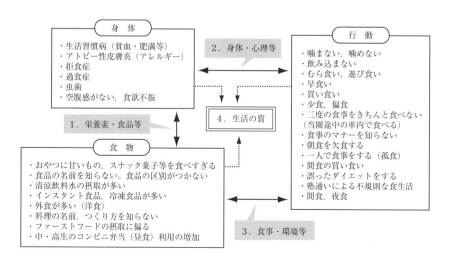

図1-1　幼児期から思春期までの食生活の現状

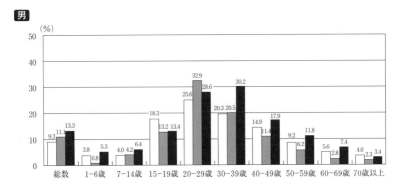

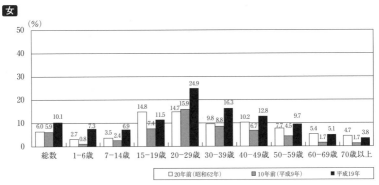

注）「欠食」は①菓子，果物，乳製品，嗜好飲料などの食品のみを食べた場合，②錠剤などによる栄養素の補給，
栄養ドリンク剤のみの場合，③食事をしなかった場合。

資料：平成19年国民健康・栄養調査結果の概要より

図1-2　朝食の欠食率（厚生労働省，2007）

　とくに子どもの朝食の欠食は，幼児・学齢期では男女ともそれほど多くはな
いが，2007（平成19）年国民健康・栄養調査結果では，図1-2のとおり，年
次推移は大きな変化がなく，約1割近くの欠食がみられる。また，1995年にま
とめられた「児童・生徒の朝食の欠食回数と欠食回数別健康状態」からは，欠
食回数の割合が高い子どもほど健康上の問題を抱えていることが示されている。
　さらに，子どもの食生活において，とくに注意しなければならない飲料摂取
に着目し，おもに牛乳を飲む児のタイプを"牛乳群"とするなどの群分けを図
1-3に示したとおり行ない，健康状態の評価を検討した結果，"ジュース群"
に健康不良群が多いことなどが確認されている。そもそも子どもたちは食生活

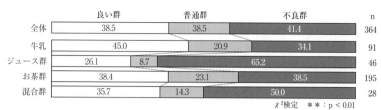

注）健康状態の評価の群分け：最近の体の様子（①おねしょ，②風邪，③寝つき，④湿疹，⑤便秘，⑥指しゃぶり，⑦下痢，⑧夜泣き，⑨だるそう，⑩爪かみ，⑪腹痛，⑫吐く，⑬食欲がない）の13項目について，その有訴数により0〜2個を健康状態良い群，3個を普通群，4個以上を不良群とした。

図1-3　飲料群別にみた健康状態（%）（二見，2000）

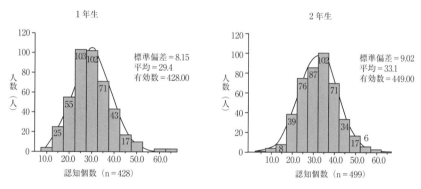

図1-4　食品認知状況の分布（72食品）（女子栄養大学公衆栄養学研究室，2002）

　に関連する知識をどの程度もっているのだろう。これらの知識を代表することとして食品の名称を知っているか否かについて，「食品認知状況」調査を小学校1・2年生に実施した（女子栄養大学公衆栄養学研究室，2002）。野菜類54食品，魚介類18食品をカラー写真で示し把握した結果は，一般によく知られているもやしやさやえんどう，あさりやさんまなどについても約半数の児童しかそれらの名称を認知していない。認知状況の分布は，図1-4のとおりであり，1年生では平均29.4食品，2年生は33.1食品であった。これらの実態の背景には，家庭や学校給食での使用状況がある。当然，よく食品の名称を知っている子どもは，知らない子どもに比較し，食行動・食習慣についてよい状態であった。

2 節　子どもの食生活の現状と課題

1——国民の栄養調査等からとらえた子どもの食生活

(1) 国民健康・栄養調査（厚生労働省）

　近年，厚生労働省が毎年実施する国民健康・栄養調査等の結果にみられる子どもの食生活の実態のうち，栄養素等摂取量は，特に，たんぱく質，脂質および炭水化物の3大栄養素について，そのエネルギー比較から，おおむね良好であると思われる。一方，カルシウムや鉄などのミネラルについては不足傾向がみられ，また，子どもの食行動や食習慣などについては，さまざまな問題点も指摘されている。

　これらのことから，子どもの栄養・食生活の健全化は，たんに栄養素等の摂取量が十分に確保されていればよいということだけでなく，子どもを取り巻くさまざまな観点から論じられなければならないという新たな課題への対応が求められていることがわかる。例えば，栄養素等の摂取量についても，食物繊維の摂取量は，本来であれば成人の1日あたり目標摂取量をおおむね20g以上と定められているが，その摂取量は，すべての年代で20g未満しかとられていないのが現状である。

　さらに，しばしば問題とされる小児期の栄養素等の摂取状況において示されたカルシウムや鉄の充足状況は，とくに思春期以降の若年世代に不足傾向が著しい。

　また，食塩の過剰摂取は，高血圧性の疾患に与える影響が高いことが栄養疫学的にも証明されている。食塩の摂取については，「健康日本21（第二次）」の目標においても1日あたりの食塩摂取量を減少することが示され，その値は平均値で8gとされている。しかし，2017（平成29）年の結果は，男性10.8g，女性9.1gと減少傾向にあるものの依然として過剰摂取が続いている。

(2) 幼児健康栄養調査（東京都）

　東京都における「幼児健康栄養調査」は，たんに幼児の食生活や栄養と健康に関する実態を明らかにするだけでなく，その問題点を栄養教育の観点からとらえた内容として分析した数少ない幼児期の公的資料である。この調査内容等

表1-2　栄養素等摂取量および栄養所要量に対する摂取割合（性・年齢別）（東京都衛生局，1994）

			エネルギー (kcal)	たんぱく質 (g)	脂質 (g)	糖質 (g)	カルシウム (mg)	鉄 (mg)	ビタミン			
									A (IU)	B₁ (mg)	B₂ (mg)	C (mg)
3歳	男	栄養素等摂取量	1539	56.7	55.8	213.7	610	7.6	2595	0.84	1.31	96
		栄養所要量	1400	40.0	42.8	—	400	8.0	1000	0.60	0.80	40
		所要量に対する割合(%)	110.0	141.6	130.3	—	152.6	95.1	259.5	139.7	163.3	239.7
	女	栄養素等摂取量	1471	54.1	56.2	204.6	552	7.3	1886	0.82	1.21	107
		栄養所要量	1350	40.0	41.3	—	400	8.0	1000	0.50	0.70	40
		所要量に対する割合(%)	109.0	135.4	136.0	—	138.0	90.8	188.7	163.7	173.2	267.9
4歳	男	栄養素等摂取量	1611	58.7	58.3	235.9	614	7.6	1886	0.85	1.31	103
		栄養所要量	1550	45.0	47.7	—	400	8.0	1000	0.60	0.90	40
		所要量に対する割合(%)	103.9	130.0	123.1	—	153.6	95.0	210.9	141.8	145.8	257.8
	女	栄養素等摂取量	1507	55.3	56.0	217.8	568	7.5	2317	0.83	1.26	110
		栄養所要量	1450	45.0	44.3	—	400	8.0	1000	0.60	0.80	40
		所要量に対する割合(%)	104.0	122.8	126.4	—	141.9	93.9	231.7	137.8	157.6	274.4
5歳	男	栄養素等摂取量	1729	62.5	63.8	240.0	630	8.8	2712	0.93	1.41	119
		栄養所要量	1600	50.0	48.9	—	400	8.0	1000	0.60	0.90	40
		所要量に対する割合(%)	108.1	124.9	130.4	—	157.5	110.3	271.2	154.6	157.0	297.9
	女	栄養素等摂取量	1583	58.8	57.2	222.0	580	8.2	2532	0.88	1.32	117
		栄養所要量	1500	50.0	45.8	—	400	8.0	1000	0.60	0.80	40
		所要量に対する割合(%)	105.6	117.7	124.9	—	145.0	102.5	253.2	145.9	164.7	293.4
6歳	男	栄養素等摂取量	1802	64.8	65.8	253.2	597	8.9	2521	1.00	1.36	113
		栄養所要量	1700	55.0	51.9	—	400	9.0	1200	07.0	0.90	40
		所要量に対する割合(%)	106.0	117.9	126.8	—	149.7	98.9	210.1	143.4	151.3	283.1
	女	栄養素等摂取量	1627	60.0	57.9	240.0	570	8.3	2043	0.96	1.26	127
		栄養所要量	1600	50.0	48.9	—	400	9.0	1200	0.60	0.90	40
		所要量に対する割合(%)	101.7	119.9	118.3	—	142.6	91.8	170.3	159.6	139.5	317.3

の項目の概要は，食事状況調査，身体状況調査，生活状況調査からなっている。

　表1-2は，調査実施年や近代栄養学の当時の栄養所要量に関する基本的考え方等を考慮しなければならないものの3～6歳児の栄養素等摂取量についてその栄養所要量との比較からその充足率をみたものである。エネルギーは，すべての年齢階級で必要な量が充足されているが，鉄の摂取は，5歳児を除く他の年齢階級で不足傾向にある。また，カルシウムをはじめビタミン類の摂取は良好な状態にあるものの，エネルギーを過剰摂取している児の割合も高い。さらに，このエネルギーの値が，どの栄養素に由来しているか，エネルギーの栄養素別摂取割合をみると，脂肪から摂取している割合が32.9％を占め，幼児期の栄養所要量25～30％の上限を越えている。さらに主食，主菜，副菜のいわゆ

表1-3　噛むことや飲むことのようす（東京都衛生局，1994）

質　　問	回　　答	全　体（1987年）
食事をするときよく噛んで食べますか	よく噛んで食べる	17.8（15.4）
	ふつう	75.8（79.6）
	丸のみしがちである	6.0（ 5.0）
	無回答	0.3（ - ）
硬い食べ物を食べますか	よく食べる	20.3（20.2）
	ふつう	68.9（69.3）
	柔らかいものを好む	10.5（10.4）
	無回答	0.3（ 0.2）
食べにくいもの（イカやタコなどの弾力のあるものや生野菜などパサパサしたもの）でもよく食べますか	よく食べる	32.6（31.5）
	ふつう	45.8（51.1）
	嫌って食べない	21.1（16.9）
	無回答	0.5（ 0.5）
食物を飲み込まず，口にためていることがありますか	よくある	5.7（ 6.9）
	たまにある	39.6（39.9）
	ない	54.3（53.1）
	無回答	0.3（ 0.1）
食物を食べているとき，牛乳や飲み物を飲みたがりますか	よくある	59.3（ - ）
	たまにある	30.5（ - ）
	ない	9.9（ - ）
	無回答	0.3（ - ）

る「料理の組み合わせ理論」（足立，1984）によれば，これらの核料理3種がそろった食事は栄養素等の摂取バランスがすぐれているとされている。各食事区分ごとにみた場合，夕食では86.1％の割合で3種そろった食事が摂取されているが，朝食ではこの割合は26.4％ときわめて低く，摂取状態は望ましい状況にはない。とくに，ビタミンやミネラルなどの微量栄養素が豊富に含まれている副菜の摂取率は，朝食で"週1〜2回以下しか食べない"という児が40.9％もみられるなど健全でない食習慣のひとつとして注目される。

　表1-3は，食事の食べ方などの食行動の面から噛むことや飲むことのようすについて把握した結果である。"丸のみしがちである""柔らかいものを好む""嫌って食べない""口の中にためている""飲み物を飲みたがる"などの食事の食べ方等の問題点として，しばしば指摘される小児期の改善しなければならない食行動上の課題も比較的多く上っている。

　また，幼児の少食について，その対応を「むりやり食べさせる」と「食欲に応じる」に分け，"食事中の表情""席を立って遊ぶことの有無""食べ終わるまでに1時間以上かかることの有無"の食事中のようすを調べた調査結果では，いずれの場合も「食欲に応じる」対応のしかたが良好な結果を表わしていた。

2——子どもの食生活の健全性と健康支援活動

　子どもの食生活のあり方については，すでに述べてきたとおりである。これらの食生活の健全性に及ぼす諸要因は，社会環境等を含め多岐にわたり，子どもの食生活へ影響を与え，その結果，新たな食生活が形成されていく。

　このような諸要因が子どもを取り巻く社会環境として存在する状態は，別な視点からみればそれは発育途上にある子ども（母子）に対して地域全体の問題としてなんらかの健康支援活動が必要であることを意味している。

(1) 健康支援活動の考え方

　従来から，それぞれの地域には，地域の特性を活かした地域組織活動が展開されている。たとえば，古くは"カやハエをなくす"というような地区環境衛生組合活動や母子保健活動の一翼を担ってきた愛育班活動，食生活改善に取り組んできた食生活改善推進員の会等である。これらの活動の多くは，行政主導型で育成されてきた活動であり，行政機関のかかわり方の強弱により組織的な活動の濃淡に違いが見られるものである。しかし，本来，健康に関連する諸活動の基本は，それらに左右されることなく自主的に，主体的に取り組むことが重要である。このような活動は，その活動の継続性や参加者の連帯意識等の観点からきわめてすぐれたものとなると言われている。とくに近年これらの活動は，「人々がみずからの健康をコントロールし，改善できるようにするプロセスである」とした「ヘルスプロモーションの考え方」が浸透し，母子保健の分野においても取り入れられてきた。

(2) 食生活に関連した地域の健康支援活動

　近年，国の「健康日本21」や「健やか親子21」の策定をきっかけに，全国の県・市町村においてさまざまな健康づくりに関連した地方計画の立案が検討されている。これらのなかには，すでに計画が実施に移されたものもある。

　神奈川県の藤沢保健福祉事務所（現藤沢市）においては，小児期の「一貫した食教育」を推進するための方策を樹立するなどの活動が進められている。この結果，図1-5にみられる目標達成のめやす等が設定され，現在，その目標達成に向けた取り組みが展開中である。

　このように，地域には，子どもの健康を支援していくことのできる力，すな

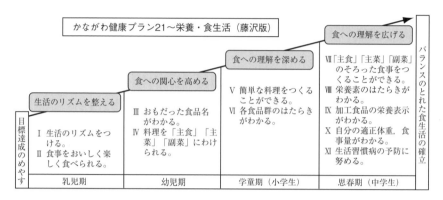

図1-5　「一貫した食教育」推進のための目標達成のめやす

わち，人・もの・施設等が相当程度存在する。これらの力を有機的につなげ，ネットワークを形成し，それぞれの役割を果たすことは十分に可能である。前述したヘルスプロモーションの考え方に示されているとおり，住民個々には十分に取り組めない健康状態や栄養状態の改善も地域の組織的な活動を積極的に進めていけば，いずれ個人的な問題の解決だけでなく地域全体の健康水準や生活の質の向上を図ることができる。

3──「健やか親子21」の基本理念と推進

　"子育て支援社会"の構築の必要性は，女性の社会進出や核家族化の進行等から子どもを取り巻く生活環境が大きく変化し，社会不適応による健康障害の発生等に対応するため，社会全体の協力のもと，安心して子どもを生み育てられるようにするためにある。すでに厚生労働省により1994（平成6）年にこれらの社会的背景をふまえエンゼルプランとして策定され，その後，1999年に，重点的に推進すべき少子化対策の具体的実施計画が「新エンゼルプラン」として示された。また，国民の健康志向の高まりとともに生活習慣病の予防も医療費の増大から早急に解決しなければならない課題として注目されてきた。このため「健康日本21」が，2000年に策定された。この基本的な考え方は，①国民が，健康で明るく元気に生活できる社会の実現，②早世（早死）の減少，③痴呆や寝たきりにならない状態で生活できる期間（健康寿命）の延伸等を目的に，国民の健康づくりを総合的に推進することにあるとされている。

　また「健康日本21」は，生涯を通じる健康づくりの推進として，一次予防の重視と生活の質の向上を取り上げるとともに，そのための国民の保健医療水準の指標となる具体的な目標の設定を①栄養・食生活，②身体生活・運動，③心の健康づくり，④たばこ，⑤アルコール，⑥歯の健康，⑦糖尿病，⑧循環器病〈高血圧，高脂血症，脳卒中，虚血性心疾患〉，⑨がんの9領域について明らかにし，個人の健康づくりを支援する社会環境づくりを積極的に推進することとし支援体制の強化を図ったものである。そして，現在さらにこれらの取り組みは第二次の「健康日本21」として強化推進が図られているところである。

　これらの一連の保健，福祉，医療等にかかわる動きは，母子保健の領域にも及び，「健やか親子21」の策定にも基本的考え方と理念が示され，その推進が取り組まれている。とくに「健やか親子21」においては，"安心して子どもを産み，ゆとりをもって健やかに育てるための家庭や地域の環境づくりという少子化対策としての意義と，少子・高齢社会において国民が健康で元気に生活できる社会の実現を図るための国民健康づくり運動である健康日本21の一翼を担うという意義を有する"と計画の性格づけが行なわれていることから，その基本理念は，当然，ヘルスプロモーションにおかれている。また，この計画においては21世紀に取り組むべき主要な4つの課題として，①思春期の保健対策の強化と健康教育の推進，②妊娠，出産に関する安全性と快適さの確保と不妊への支援，③小児保健医療水準を維持・向上させるための環境整備，④子どもの心の安らかな発達の促進と育児不安の軽減が示されている。

4 ── 国際的視点からみた子どもの栄養問題

　母子保健の領域において，国際的視点からその課題を示した場合，現在，最も注目しなければならないことは，"飢餓"の問題であるといっても過言ではない。現在世界人口は，おおよそ77億人であるが，そのうち約8億2,000万人の人たちが栄養不足である。また，これらの飢餓人口の約3分の2がアジア・アフリカ地域に集中している。最も高い地域はサハラ以南のアフリカとなっており，この地域だけで飢餓人口の4分の1を抱えている。このため，年間310万人の5歳未満の子どもが栄養不足から命を落とし，子ども死亡の原因の45％に及ぶほどである。とりわけ，栄養不足度の高い地域は，アンゴラ，コンゴ民

主共和国，ブルンジ，シエラレオネ，ソマリア，スーダン，エチオピア，エリトリアなどである。

　これらの飢餓状態の背景には，①食料の慢性的な不足だけでなく，②健康に対する知識や教育の欠如や，③衛生環境の劣悪さなどが大きく関係しているといわれている。このことは，とくに乳幼児と妊婦・授乳婦に与える影響が大きく，その改善は急務であり，優先されなければならない課題であるといえる。

 研究課題

1．子どもの健康・栄養の特性を整理し，その重要性と保育における対応を考えてみよう。
2．子どもを取り巻く家庭や地域の社会環境の変化について構造的に分析し，小児期の健康の確保について検討してみよう。
3．国民健康・栄養調査等から子どもの食生活の実態を明らかにするとともに問題点を整理し，その改善策を考えてみよう。

推薦図書

●『**公衆栄養学**』（ネオエスカ　改訂第2版）　二見大介（編著）　同文書院
●『**公衆栄養学**』（書き込み教科書シリーズ）　二見大介（監）　同文書院

Column 1

家庭における食事と栄養

　一般に子どもを取り巻く生活空間の基本的な基盤は家庭にある。そのため，家庭における子どもの食生活のあり方も，常に子どもの生活の質の向上について総合的な立場から検討する必要がある。とくに，食を中心とする生活の質は，たんに，その量と質だけでなく子どもの行動科学的な側面や社会環境などの社会的な要因の影響を受け形成されることが多いと指摘されている。

　図は家庭における子どもの生活の質にかかわる食と栄養等の諸問題を大きく3つのカテゴリー，すなわち，A〈身体〉，B〈食物〉，C〈行動〉に分類したものである。図からも明らかなように，子どもの生活の質は，これら3つのカテゴリーで示された円の重なり合う部分から形成され，たとえば，A〈身体〉に関する部分が他のB〈食物〉やC〈行動〉の円により深く重なる場合は，身体に関する問題点が，その子どもの生活の質の向上にとって，より改善を必要とすることがらとなる。同様のことは，B〈食物〉やC〈行動〉についてもいえ，それぞれ，より強く影響を与えている点に注目し，対策を立てることが必要不可欠となる（詳細についてはP.7図1-1参照）。

　家庭に限らず食事作りの基本は，“つくって食べる”，“食べるためにつくる”ことにある。食事は，根本的には人々の健康を支える源であるため，つくる側も食べる側も，それぞれの「思いやり」や「愛情」が伝わらなければならない。

　このような要素を具体化する第一歩は，「料理大好き家族になる」というコンセプトが重要である。

　「料理大好き家族になる」ということは，一言でいえば，料理となかよくすることであり，それぞれの家庭において食事づくりの場に子どもの参加を積極的にすすめることがたいせつである。子どもがみずから参加し，食事づくりを行なった場合は，たとえその料理や食材が苦手であっても，“食べてみようかな”と思い，食することが多い。栄養素摂取のバランスや子どもの表情の生き生きさにも大いに役立つであろう。

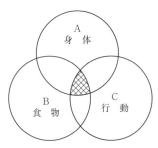

△印：生活の質の中心

図1-6　子どもの生活の質にかかわる3つのカテゴリー

第**2**章
栄養に関する基本的知識

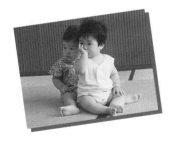

　適切な成長・発達や健康の保持・増進には，どのような食べ物をどれだけ，どのように摂取するかが問題になる。そのためには，食べ物に含まれている栄養素が，身体内でどのように処理されているかを知る必要がある。

　本章においては，発育し，生命を維持し，健全な生活活動を営むために必要なエネルギーや栄養素の種類とそれぞれの機能，ならびに消化と吸収に関する基本的知識を習得する。さらに，栄養欠乏症，過剰摂取による健康障害予防の観点を取り入れた食事摂取基準の意義と概念を学ぶ。また，当該基準を満たすために必要な食品の目安となる食品群別摂取目標量（食品構成）についての理解を深めることにより，日常の食事への活用をはかり，小児期からの健全な食生活の確立をめざす。

1 節 栄養の基本的概念と栄養素の種類と機能

1——栄養と栄養素

人が生命を維持するために必要な成分を食物から体内に取り込み，消化器官で消化・吸収，代謝して，生命を維持したり，日常活動をしたりする営みを栄養という。また，これらに必要な成分を栄養素とよんでいる。

小児期の栄養の特徴は生命維持に加え，成長と発達という発育にかかわることである。小児期の栄養の適否はその後のライフステージの QOL（quality of life：生活の質）に影響を残すことが多い。そこで，栄養素の過剰状態，あるいは欠乏状態にならない配慮をして，心身の健全な発育をめざさなければならない。

2——栄養素の種類と機能

栄養素はエネルギーの供給源と体の構成成分となる三大栄養素（熱量素）の糖質，脂質，たんぱく質と，体内のさまざまな機能の調節を行ない，代謝を円滑に営むために必要な微量成分である各種ミネラル（無機質），ビタミンに分類することができる。これらを合わせて五大栄養素という。

(1) 糖質

糖質は炭素，水素，酸素の三元素から構成されている炭水化物から，繊維を除いたものをいう。エネルギーの源として最も重要な栄養素で，1日に摂取するエネルギーの約60％を占めている。

①糖質の種類と特徴

・単糖類：糖質の特徴や性質を示す最小単位のものを単糖という。代表的な単糖類にはブドウ糖（グルコース），果糖（フルクトース），ガラクトースがある。ブドウ糖は甘味のある果実，野菜，蜂蜜などに含まれる。また，血液中にも存在し，血糖とよばれる。果糖は果物や蜂蜜に含まれ，強い甘味を示す。ガラクトースは乳汁中に含まれる乳糖（ラクトース）の構成成分であり，脳の脂質にも含まれている。

・二糖類：単糖類が2個結合したものを二糖類といい，ショ糖（スクロース），

麦芽糖（マルトース），乳糖がある。ショ糖はブドウ糖と果糖が結合したもので，一般に砂糖とよばれている。麦芽糖はブドウ糖が2分子結合したもので，発芽中の種子（麦芽）や蜂蜜などに存在する。唾液や膵液のアミラーゼがデンプンに作用すると麦芽糖が生じる。乳糖はブドウ糖とガラクトースが結合したもので，人乳に5〜7％，牛乳に約4％含まれる。

・多糖類：数百から数千分子の単糖が結合した高分子化合物である。代表的なものにブドウ糖が多数結合したデンプンとグリコーゲンがある。デンプンは穀類や芋類，豆類などの植物に多く含まれるエネルギーの貯蔵形態である。グリコーゲンは動物の貯蔵多糖であり，肝臓に5〜6％，筋肉に0.5〜1％含まれている。

②糖質のはたらき

・エネルギー源：消化・吸収された糖質は体内でエネルギー源（4kcal/g）として利用される。摂取後すぐに利用されない糖質は肝臓や筋肉においてグリコーゲンや脂肪に変化してエネルギー貯蔵物質として貯えられる。

・血糖の調節：血液中のブドウ糖濃度（血糖値）はホルモンにより調節され，約0.1％に保たれている。血糖値は肝臓からのブドウ糖の供給と，組織におけるブドウ糖の消失の両面から調節されている。

・体構成成分：ブドウ糖から生成する単糖類のリボースは微量であるが，細胞の核酸や補酵素の成分として必要である。また，ガラクトースは脳の構成成分として重要である。

③糖質の消化と吸収に関する栄養生理

摂取された糖質は単糖類の形で吸収される。二糖類以上のものは表2-1に示された分解酵素により単糖にまで加水分解（消化）される。消化器の構造を図2-1に示す。吸収は小腸で行なわれ，吸収された単糖は門脈を通って肝臓に運搬される。肝臓では一部がグリコーゲンとなり，貯蔵される。これは必要に応じてブドウ糖になり，血流により身体各組織に運搬され，酸化燃焼し，エネルギーを発生する。

④機能性非栄養成分

食物繊維や難消化性オリゴ糖，糖アルコールはヒトの体内では消化・吸収されない非栄養成分であるが，栄養生理学的機能をもつために機能性非栄養成分

表 2 − 1　消化酵素の種類とその作用

消化器官	消化液	消化酵素	基　質	分解生成物
口腔	唾液	アミラーゼ	デンプン	デキストリン 麦芽糖
胃	胃液	ペプシン	タンパク質	プロテオース ペプトン
小腸	膵液	アミラーゼ	デンプン デキストリン	麦芽糖
		リパーゼ	脂肪	モノグリセリド 脂肪酸 グリセロール
		トリプシン キモトリプシン	タンパク質 プロテオース ペプトン	ポリペプチド
		カルボキシ ペプチターゼ	ポリペプチド	ジペプチド アミノ酸
	小腸粘膜 （膜消化）	アミノペプチ ターゼ	ポリペプチド	ジペプチド アミノ酸
		ジプチターゼ	ジペプチド	アミノ酸
		マルターゼ	麦芽糖	グルコース
		スクラーゼ	ショ糖	グルコース フルクトース
		ラクターゼ	乳糖	グルコース ガラクトース

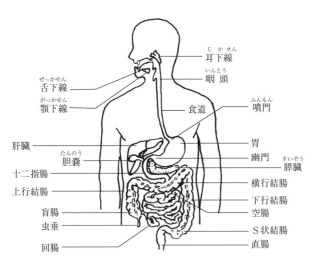

図 2 − 1　消化器の構造（細谷，2000）

とよばれる。これらの機能をもつ物質は構造上，糖質に分類される。食物繊維は水溶性食物繊維と水に溶けない不溶性食物繊維に分類される（表2−2）。

難消化性オリゴ糖とは少糖類[*1]のうち，ヒトの消化酵素では消化されないものをいい，フラクトオリゴ糖，大豆オリゴ糖，乳化オリゴ糖，ラクチュロース，トレハロースなどがある。大腸に未消化のまま到達した難消化性オリゴ糖は腸内細菌によって分解されて生理機能を発現する。

糖アルコールは単糖類や二糖類を還元して得られ，おもなものにマルチトール，エリスリトール，キシリトール，ソルビトールなどがある。糖アルコールもヒト消化酵素では消化されず，他の甘味料と比べて低エネルギーである。糖アルコールを含んだ食品を多量に摂取すると一過性の下痢をおこすことがある。

難消化性オリゴ糖と糖アルコールのおもな生理機能としては，むし歯予防，血糖値上昇抑制，ならびに腸内環境の改善などがあげられる。

表2−2　食物繊維の分類

分　類			名　称	所　在	おもな生理機能
水溶性	高分子	植物性	ペクチン グアーガム グルコマンナン アルギン酸ナトリウム	果物（果皮），野菜 マメ科植物 こんにゃく 海藻	・食後の血糖値の急上昇抑制効果 ・血清コレステロールの上昇抑制効果 ・血圧上昇抑制 ・腸内環境適正化 ・むし歯予防
		動物性	コンドロイチン硫酸	サメのひれ	
	低分子		難消化性デキストリン ポリデキストロース 難消化性オリゴ糖 糖アルコール	穀類を処理したもの 工業製品 発酵工業製品 工業製品	
不溶性	植物性		セルロース ヘミセルロース リグニン イヌリン アガロース アガロペクチン	穀類，野菜 野菜，ふすま 野菜，ココア きくいも，ゆり根，ごぼう 寒天	・唾液分泌量の増加 ・満腹感の維持 ・排便の促進
	動物性		キチン キトサン コラーゲン	かに，えびの殻 動物の腱，肉	

*1　単糖類が2個から10個程度統合した化合物を総称して少糖類という。食品に含まれる糖として重要なのは二糖類（前述 p.18）である。三糖類や四糖類もあるが，食品中にはわずかしか含まれず，栄養的には重要視されていない。

(2) 脂質

　脂質は一般にエーテルなどの有機溶媒に溶け，水に溶けない性質をもつ物質の総称で，糖質と同様に炭素，水素，酸素から構成されている。脂質は細胞膜の構成成分として重要であるとともに，エネルギーの貯蔵物質でもある。また，血液中や脳，神経などの細胞の構成成分としても存在する。

①脂質の種類

　脂質はその化学構造の特徴により，単純脂質，複合脂質，誘導脂質に分類される（表2-3）。単純脂質はグリセロールと脂肪酸の結合したものである。グリセロールに3個の脂肪酸が結合したものを中性脂肪（トリグリセリド）といい，ふつうは脂肪とよばれている。脂肪酸は炭素鎖が水素で飽和され，二重結

表2-3　脂質の分類

種　類	名　称	構　造
単純脂質	中性脂肪 ろう	グリセロール，脂肪酸 長鎖アルコール，脂肪酸
複合脂質	リン脂質 糖脂質	グリセロール，脂肪酸，リン酸，ビタミン，アミノ酸 グリセロール，脂肪酸，ガラクトース
誘導脂質	ステロール	エルゴステロール，コレステロール， 性ホルモン，胆汁酸

表2-4　おもな脂肪酸の分類

分　類		脂肪酸名	炭素数 (二重結合数)	所　在
短鎖脂肪酸	飽和脂肪酸	酪酸 カプロン酸	4 6	バター バター，やし油
中鎖脂肪酸	飽和脂肪酸	カプリル酸 カプリン酸	8 10	バター，やし油 バター，やし油
長鎖脂肪酸	飽和脂肪酸	ラウリン酸 ミリスチン酸 パルミチン酸 ステアリン酸	12 14 16 18	やし油，鯨油 やし油，らっかせい油 豚脂，牛脂 豚脂，牛脂
	一価不飽和脂肪酸	オレイン酸	18 (1)	オリーブ油，魚油
	多価不飽和脂肪酸	リノール酸 α-リノレン酸 アラキドン酸 エイコサペンタエン酸（EPA） ドコサヘキサエン酸（DHA）	18 (2) 18 (3) 20 (4) 20 (5) 22 (6)	ごま油，大豆油 しそ油，えごま油 肝油 魚介類 魚介類

合のない飽和脂肪酸と炭素鎖が完全に水素で飽和されず，炭素原子どうしが二重結合している不飽和脂肪酸に分類される（表2-4）。不飽和脂肪酸のなかで二重結合を2個以上もつものを多価不飽和脂肪酸とよぶ。

②おもな脂肪酸のはたらき

・飽和脂肪酸：バター，牛脂，豚脂などの動物性食品の油脂に多く含まれる。飽和脂肪酸の多い食品を日常的に多食していると，血液中のコレステロール濃度や中性脂肪濃度が上昇し，冠動脈[*2]疾患や脳血管疾患を誘発することがある。

・不飽和脂肪酸：大豆油，米ぬか油，コーン油などに含まれるオレイン酸，リノール酸などと，シソ（エゴマ）油に含まれるα-リノレン酸，いわし，さばなどの青皮の魚に含まれるエイコサペンタエン酸（EPA），ドコサヘキサエン酸（DHA）などがある。いずれも成長や生体の機能維持に不可欠であるが，そのうちリノール酸，α-リノレン酸は人間の体内で合成できないために食品から摂取しなければならない必須脂肪酸である。EPA，DHA は抗血栓作用，抗動脈硬化作用，血清脂質改善作用，抗アレルギー作用，抗炎症作用などをもつ。また，DHA は網膜や脳神経に分布し，妊娠・授乳期に不足すると，胎児や乳児の視覚反応低下や知能低下を招くことがある。

・その他の脂質成分：リン脂質とコレステロールがある。リン脂質は卵黄，大豆に多く含まれるレシチンが代表的なものであり，水になじみやすい性質をもつために，乳化剤としてチョコレート，アイスクリームなどに使われる。

　コレステロールは細胞膜，副腎皮質ホルモン，性ホルモン，胆汁酸の成分となる。また，血液中にも周囲をたんぱく質やリン脂質などで覆ったリポタンパク質の形で存在する。リポタンパク質は比重の違いによりカイロミクロン，超低比重リポタンパク質（VLDL），低比重リポタンパク質（LDL），高比重リポタンパク質（HDL）に分類される。LDL は肝臓などで合成された内因性のコレステロールを末梢の組織へ運搬するのに対して，HDL は末梢組織からコレステロールを肝臓などへ移送する。LDL が血管内で酸化され

*2　酸素を豊富に含む動脈血を大動脈から心臓の筋肉へ運ぶ血管を冠動脈という。冠動脈には右冠動脈，左前下行枝，左回旋枝の3本の主要動脈があり，これらの主要動脈はさらに分岐することで心筋全体に動脈血を送る。

た酸化 LDL は末梢組織では利用されないために血管壁に沈着し，動脈硬化症を招く。

③脂質の消化と吸収に関する栄養生理

食物中の脂質はおもに膵液中の脂肪分解酵素のリパーゼの作用により，小腸内でグリセロールと脂肪酸に分解されて吸収される（表2-1）。吸収後，小腸で再結合してトリグリセリドになる。その後，脂肪球をつくりリンパ管を経て血流に入り身体各部に送られる。

④脂質のはたらき

・効率のよいエネルギー源：糖質やたんぱく質に比べ，脂質は約 9 kcal/g と効果的にエネルギーが供給でき，食事の量を減らせるので，消化器官への負担が軽減される。

・必須脂肪酸と脂溶性ビタミンの供給：人間の体内では合成できず，食物から摂取する必要がある必須脂肪酸の供給源となる。また，脂溶性ビタミンは食品の脂質部分に含まれており，脂質の摂取は脂溶性ビタミンの供給源となる。

・ビタミン B_1 の節約作用：糖質と比較して脂肪がエネルギーとなる代謝系は，ビタミン B_1 の要求量が少ないので，脂質の摂取はビタミン B_1 の節約になる。

・貯蔵脂肪となる：エネルギーとして利用されずに過剰になったブドウ糖や脂肪酸は，中性脂肪の形で皮下や腹腔，筋肉間の結合組織などに貯蔵脂肪として蓄積される。貯蔵脂肪はエネルギーの貯蔵場所となるほか，体温維持の断熱材や外的な衝撃から内臓を守る緩衝材としてもはたらく。

（3）たんぱく質

たんぱく質は炭素，水素，酸素のほかに窒素を約16％含む細胞の基本成分であり，筋肉中や臓器などの身体構成材料となる。また，酵素，ホルモン，免疫抗体などの主成分，酸塩基平衡の調節，浸透圧の調節，血液成分中の栄養素の運搬物質，エネルギー源などとしてはたらいている。

①たんぱく質の種類

たんぱく質はアミノ酸が鎖状に多数結合した高分子化合物であり，アミノ酸だけから構成されている単純たんぱく質，アミノ酸以外の成分を含む複合たんぱく質，天然のたんぱく質を加熱や酸などによって変性した誘導たんぱく質に分類される。

　たんぱく質を構成するアミノ酸は20種類である。これらのアミノ酸のなかには体内で合成できないか，合成速度が遅いために食事から摂取しなければならないものを必須アミノ酸（不可欠アミノ酸）とよび，ヒトではバリン，ロイシン，イソロイシン，スレオニン，メチオニン，フェニルアラニン，トリプトファン，リジン，ヒスチジンの9種類（乳幼児ではアルギニンも入れた10種類）がある。

②たんぱく質の消化と吸収に関する栄養生理

　たんぱく質は原則としてアミノ酸にまで分解されて，小腸粘膜から吸収される（表2−1）。その後，アミノ酸は門脈を通って肝臓に運ばれ，筋肉やその他の組織へ送られてたんぱく質の合成に使われる。肝臓や筋肉のたんぱく質は，一方では分解されてアミノ酸になったり，尿素に変えられたりして尿中に排泄される。このように体内のたんぱく質は合成と分解，排泄がくり返されているために，たんぱく質は質，量ともに気をつけて毎日摂取しなくてはならない。

（4）無機質（ミネラル）

　人体に存在する元素は約60種類あり，96％は炭素，水素，窒素，酸素の4元素が占めている。それ以外の元素を無機質（ミネラル）という。無機質は身体構成要素として，また体内の諸反応を調節する各種酵素の構成要素として重要である。おもな無機質の生理作用，欠乏症と供給源を表2−5に示す。

（5）ビタミン

　ビタミンは微量で体内の代謝を調節し，生理機能を正常に維持するはたらきをもつ有機化合物である。体内では合成されないか，合成されても必要十分量ではないため，食物として摂取する必要がある。また，糖質，脂質，たんぱく質とは異なり，エネルギー源や生体構成成分にはならないが，これらの栄養素の代謝には不可欠な物質である。おもなビタミンの生理作用，欠乏症と供給源を表2−6に示す。

（6）水分代謝

　水は人体構成成分として，乳児期には70〜75％，成人では約65％存在し，栄養素などを溶かして消化・吸収に関与し，生体内の化学反応の場となる。また，栄養素や老廃物などの運搬と排泄，酸塩基平衡の調節，浸透圧の平衡維持などに関与する。

体重1kgあたりの水分必要量は，年齢が低いほど多い。そこで，乳幼児期に下痢や嘔吐などにより短時間に急激に水分が多量に失われる場合には脱水症に注意する。

表2-5 おもな無機質（ミネラル）の生理作用

名称	生理作用	欠乏症	供給源
カルシウム	・骨や歯の構成成分となる ・筋肉の収縮，神経伝達に関与する ・血液に凝固性を与える ・浸透圧の調節に関与する	成長期：くる病 成人：骨軟化症や骨粗しょう症，歯の脆弱化，筋肉痙攣（テタニー）	牛乳，乳製品，小魚，大豆，大豆製品，緑黄色野菜，海藻類
リン	・骨や歯の構成成分となる ・リン脂質の成分として生体膜を構成する ・糖質，脂質，タンパク質の代謝に関与する ・リン酸塩として体液のpH調節に関与する	骨や歯の脆弱化（日常の食生活では不足はほとんどない）	魚，肉，卵，牛乳，穀類，豆類
鉄	・ヘモグロビンの成分となる ・筋肉における酸素の利用，保持に関与する ・細胞核中の染色体の形成に関与する ・酸化還元を行なう酵素の成分となる	貧血	肝臓，肉類，貝類，卵，豆類，緑黄色野菜
マグネシウム	・筋肉の収縮，神経伝達に関与する ・糖質代謝，タンパク質・核酸の合成に関与する ・骨の構成成分となる	骨の脆弱化 筋無力症 成長遅滞	穀類，豆類，葉菜類
ナトリウムと塩素	・体液の浸透圧調節，pH調節に関与する ・神経の興奮，伝達，筋肉の収縮に関与する ・水分平衡の維持に関与する ・塩酸として胃液中に存在する	疲労しやすい（日常の食生活では不足はほとんどなく，むしろ過剰症が問題）	食塩，味噌，しょう油，佃煮類，漬物類
カリウム	・神経の興奮，伝達，筋肉の収縮に関与する ・体液のpH，浸透圧の維持に関与する	筋力の低下，麻痺，頻脈	野菜，果実類，肉類
亜鉛	・タンパク質の合成に関与する ・インスリンの作用に関与する ・多くの酵素の構成成分となる	小人症，性腺機能低下，創傷治癒遅延，免疫能低下，味覚障害	種実類，貝類，肝臓
銅	・ヘモグロビンの生成に必要で，鉄の代謝に関与する ・各種の酵素の構成成分である	貧血，骨異常，中枢神経障害	肝臓，貝類，甲殻類
マンガン	・酵素の構成成分となる ・中枢神経系の機能維持に関与する ・骨形成に必要である	成長不良	豆類，種実類，穀類
ヨウ素	・甲状腺ホルモンの構成成分となる ・成長促進，代謝の維持に関与する	甲状腺腫，発育遅延（クレチン病）	海藻類，魚介類

表2-6　おもなビタミンの生理作用

分類	名称	生理作用	欠乏症	供給源
脂溶性ビタミン	ビタミンA	・網膜の光感受性に関与し，視覚作用をもつ ・免疫機能，生殖機能の維持に関与する ・成長促進作用をもつ ・上皮細胞の正常化に関与する ・植物の黄赤色色素のカロテノイド（カロテン）は体内でビタミンAに変化し，ビタミンAとしての効力を示すのでプロビタミンAといわれ，ビタミンAの3分の1の効力をもつ	夜盲症，乾性眼炎，成長低下，皮膚乾燥症，免疫能低下（過剰症：食欲不振，悪心，頭痛，体重低下，四肢痛，皮膚剥離，肝臓障害）	ビタミンA：肝臓，うなぎ，牛乳，バター，卵黄 カロテン：緑黄色野菜，果実類
	ビタミンD	・カルシウムの骨への沈着を促進する ・腸管からのカルシウムの吸収を促進する ・植物性食品中のエルゴステロール（プロビタミンD）は紫外線の照射により体内でビタミンD_2に変換される	小児：歯の発育不全，くる病 成人：骨軟化症，骨粗しょう症（過剰症：食欲不振，体重増加停止，骨端の過度の石灰化，腎臓や動脈へのカルシウム沈着）	ビタミンD：肝臓，肝油，卵黄，牛乳，バター，貝類，魚類 エルゴステロール（プロビタミンD）：酵母，きのこ類
	ビタミンE	・細胞膜の過酸化防止作用をもつ ・生殖機能の正常化に関与する	動物実験：不妊，溶血性貧血，筋萎縮	植物油，豆類，緑黄色野菜，牛乳，卵
	ビタミンK	・血液凝固因子の産生を調節する ・骨形成に必要なカルシウム結合タンパク質の機能発現に関与する ・体内の腸内細菌により合成される	血液凝固時間の遅延，新生児頭蓋内出血症，新生児メレナ（消化管からの出血）	緑黄色野菜，肝臓，納豆，チーズ
水溶性ビタミン	ビタミンB$_1$	・糖質が体内で燃焼してエネルギーを発生する過程に必要である ・消化機能を促進し，食欲増進作用をもつ ・神経系を安定させる ・疲労予防作用をもつ	脚気症状（食欲不振，疲労感，多発性神経炎，腱反射の減弱，足の知覚・運動麻痺，心肥大）	豚肉，肝臓，卵黄，魚卵，血合肉，胚芽，豆類，酵母，大麦，緑黄色野菜，果実類
	ビタミンB$_2$	・糖質，脂質，タンパク質代謝の補酵素として作用し，エネルギー代謝に関与する ・成長促進作用をもつ	口角炎，口唇炎，舌炎，皮膚炎，体重減少，発育障害	小麦胚芽，酵母，赤身肉，肝臓，牛乳，卵，魚介類，緑黄色野菜
	ビタミンB$_6$	・リン酸と結合した形でアミノ酸代謝の補酵素として作用する	体内で腸内細菌により合成されるため，健常者では欠乏しにくい 動物実験による欠乏症：口内炎，皮膚炎，発育障害	酵母，胚芽，肝臓，肉類，魚類，豆類
	葉酸	・核酸合成，アミノ酸代謝の補酵素として作用する ・ヘモグロビンの合成に関与する ・受胎前後の十分な葉酸の摂取は神経管閉鎖障害児の出産リスクを低下させる	巨赤芽球性貧血，舌炎，口内炎 神経管閉鎖障害（無脳症，二分脊椎）の発症リスクが高まる	酵母，肝臓，卵黄，小麦，緑黄色野菜
	ビタミンB$_{12}$	・糖質，脂質，アミノ酸代謝に補酵素として作用する ・DNAの生合成，赤血球の生成に必要である	悪性貧血，舌炎，舌潰瘍，神経障害	肝臓，血合肉，貝類，チーズ，卵黄
	ビタミンC	・コラーゲンの生成と維持に関与する ・体内で抗酸化剤として機能する ・体内の酸化還元反応に関与する ・副腎に多く含まれストレス時に消費される	壊血病，歯肉や皮下出血，倦怠感，食欲不振，貧血，筋肉痛	新鮮な果実，緑黄色野菜

2 節　食事摂取基準の意義とその活用

1——日本人の食事摂取基準（2020年版）

　食事摂取基準は，国民の健康の保持・増進，生活習慣病の予防（発症予防）を目的として策定され，健康な個人，および健康な者を中心に構成される集団に用いるものである。生活習慣病に関する危険因子を有していたり，また，高齢者でフレイルに関する危険因子を有していたりしても，おおむね自立した日常生活を営んでいる者およびこのような者を中心として構成されている集団は含むものとする。食事摂取基準では，フレイルについては，健常状態と要介護状態の中間的な段階と位置づけている。

2——設定指標

　食事摂取基準として，エネルギーについては「推定エネルギー必要量」が設定されている。栄養素については，「推定平均必要量」「推奨量」「目安量」「目標量」「耐容上限量」が設定されている（図2-2）。

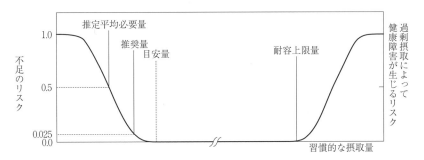

　縦軸は，個人の場合は不足または過剰によって健康障害が生じる確率を，集団の場合は不足状態にある者または過剰摂取によって健康障害を生じる者の割合を示す。

　不足の確率が推定平均必要量では0.5（50％）あり，推奨量では0.02～0.03（中間値として0.025）（2～3％または2.5％）あることを示す。耐容上限量以上を摂取した場合には過剰摂取による健康障害が生じる潜在的なリスクが存在することを示す。そして，推奨量と耐容上限量とのあいだの摂取量では，不足のリスク，過剰摂取による健康障害が生じるリスクともに0（ゼロ）に近いことを示す。

　目安量については，推定平均必要量ならびに推奨量と一定の関係をもたない。しかし，推奨量と目安量を同時に算定することが可能であれば，目安量は推奨量よりも大きい（図では右方）と考えられるため，参考として付記した。

　目標量は，ここに示す概念や方法とは異なる性質のものであることから，ここには図示できない。

図2-2　食事摂取基準の各指標（推定平均必要量，推奨量，目安量，耐容上限量）
　　　　を理解するための概念図（厚生労働省，2019）

・推定エネルギー必要量：エネルギー不足のリスクおよび過剰のリスクの両者が最も小さくなる摂取量。

・推定平均必要量：ある対象集団において測定された必要量から，性・年齢階級別に日本人の必要量の平均値を推定。当該性・年齢階級に属する人々の50％が必要量を満たすと推定される1日の摂取量。

・推奨量：ある性・年齢階級に属する人々のほとんどの者（97～98％）が，1日の必要量を満たすと推定される1日の摂取量。推定平均必要量が与えられる栄養素に対して設定される。

・目安量：推定平均必要量・推奨量を算定するのに十分な科学的根拠が得られない場合に，ある性・年齢階級に属する人々が，良好な栄養状態を維持するのに十分な量。

・目標量：生活習慣病と高齢者のフレイルの発症予防のために現在の日本人が当面の目標とすべき摂取量。

・耐容上限量：ある性・年齢階級に属するほとんどすべての人々が，過剰摂取による健康障害を起こすことのない習慣的な栄養素摂取量の最大限の量。

3——年齢区分

　0～5か月，6～8か月，9～11か月，1～2歳，3～5歳，6～7歳，8～9歳，10～11歳，12～14歳，15～17歳，18～29歳，30～49歳，50～64歳，65～74歳，75歳以上。妊婦，授乳婦。なお，妊婦，授乳婦については，非妊娠時，非授乳時の食事摂取基準を年齢階級別に算定したうえで，それに付加すべき量が示されている。

4——策定栄養素等

　健康増進法に基づき，エネルギーと栄養素について策定されている（表2-7）。

表2-7　健康増進法に基づき定める食事摂取基準（厚生労働省，2019）

> 1　国民がその健康の保持増進を図るうえで摂取することが望ましい熱量に関する事項
> 2　国民がその健康の保持増進を図るうえで摂取することが望ましい次に掲げる栄養素の量に関する事項
> 　イ　国民の栄養摂取の状況からみてその欠乏が国民の健康の保持増進に影響を与えているものとして厚生労働省令で定める栄養素
> 　　・たんぱく質
> 　　・n-6系脂肪酸，n-3系脂肪酸
> 　　・炭水化物，食物繊維
> 　　・ビタミン A，ビタミン D，ビタミン E，ビタミン K，ビタミン B₁，ビタミン B₂，ナイアシン，ビタミン B₆，ビタミン B₁₂，葉酸，パントテン酸，ビオチン，ビタミン C
> 　　・カリウム，カルシウム，マグネシウム，リン，鉄，亜鉛，銅，マンガン，ヨウ素，セレン，クロム，モリブデン
> 　ロ　国民の栄養摂取の状況からみてその過剰な摂取が国民の健康の保持増進に影響を与えているものとして厚生労働省令で定める栄養素
> 　　・脂質，飽和脂肪酸，コレステロール
> 　　・糖類（単糖類又は二糖類であって，糖アルコールでないものに限る）
> 　　・ナトリウム

5──エネルギーの食事摂取基準

　エネルギーの食事摂取基準は，推定エネルギー必要量として，「基礎代謝量（kcal ／日）×身体活動レベル」として算定されている（表2-8）。身体活動レベルとは，1日のエネルギー消費量を1日あたりの基礎代謝量で除した指数である。なお，小児については，成長に必要な組織形成のためのエネルギー（エネルギー蓄積量）を，エネルギー消費量に加えて摂取する必要がある。

　活動内容など身体活動レベルの考え方については表2-9のとおりである。この身体活動レベルは，年齢階級によって異なり，1～2歳と3～5歳では，身体活動レベルの個人差はみられるものの，個人や集団について，それを分類した報告がないことから，身体活動レベルの区分はない。一方，6歳以降は，身体活動レベルの個人差を考慮するために，成人と同じ3区分としている（表2-8）。

表2-8　エネルギーの食事摂取基準：推定エネルギー必要量（kcal/ 日）(厚生労働省，2019)

性別	男性			女性		
身体活動レベル[1]	Ⅰ	Ⅱ	Ⅲ	Ⅰ	Ⅰ	Ⅲ
0〜5（月）		550			500	
6〜8（月）		650			600	
9〜11（月）		700			650	
1〜2（歳）		950			900	
3〜5（歳）		1,300			1,250	
6〜7（歳）	1,350	1,550	1,750	1,250	1,450	1,650
8〜9（歳）	1,600	1,850	2,100	1,500	1,700	1,900
10〜11（歳）	1,950	2,250	2,500	1,850	2,100	2,350
12〜14（歳）	2,300	2,600	2,900	2,150	2,400	2,700
15〜17（歳）	2,500	2,800	3,150	2,050	2,300	2,550
18〜29（歳）	2,300	2,650	3,050	1,700	2,000	2,300
30〜49（歳）	2,300	2,700	3,050	1,750	2,050	2,350
50〜64（歳）	2,200	2,600	2,950	1,650	1,950	2,250
65〜74（歳）	2,050	2,400	2,750	1,550	1,850	2,100
75以上（歳）[2]	1,800	2,100	—	1,400	1,650	—
妊婦（付加量）[3]初期 中期 後期				+50 +250 +450	+50 +250 +450	+50 +250 +450
授乳婦（付加量）				+350	+350	+350

1) 身体活動レベルは，低い，ふつう，高いの3つのレベルとして，それぞれⅠ，Ⅱ，Ⅲで示した。
2) レベルⅡは自立している者，レベルⅠは自宅にいてほとんど外出しない者に相当する。レベルⅠは高齢者施設で自立に近い状態で過ごしている者にも適用できる値である。
3) 妊婦個々の体格や妊娠中の体重増加量および胎児の発育状況の評価を行なうことが必要である。
注1：活用にあたっては，食事摂取状況のアセスメント，体重およびBMIの把握を行ない，エネルギーの過不足は，体重の変化またはBMIを用いて評価すること。
注2：身体活動レベルⅠの場合，少ないエネルギー消費量に見合った少ないエネルギー摂取量を維持することになるため，健康の保持・増進の観点からは，身体活動量を増加させる必要がある。

表2-9　身体活動レベル別にみた活動内容と活動時間の代表例(厚生労働省，2019)

身体活動レベル[1]	低い（Ⅰ）1.50（1.40〜1.60）	ふつう（Ⅱ）1.75（1.60〜1.90）	高い（Ⅲ）2.00（1.90〜2.20）
日常生活の内容[2]	生活の大部分が座位で，静的な活動が中心の場合	座位中心の仕事だが，職場内での移動や立位での作業・接客等，通勤・買い物での歩行，家事，軽いスポーツ，のいずれかを含む場合	移動や立位の多い仕事への従事者，あるいは，スポーツ等余暇における活発な運動習慣をもっている場合
中程度の強度（3.0〜5.9メッツ）の身体活動の1日当たりの合計時間（時間／日）[3]	1.65	2.06	2.53
仕事での1日当たりの合計歩行時間（時間／日）[3]	0.25	0.54	1.00

1 代表値。（ ）内はおよその範囲。
2 Black, et al., Ishikawa-Takata, et al. を参考に，身体活動レベル（PAL）に及ぼす仕事時間中の労作の影響が大きいことを考慮して作成。
3 Ishikawa-Takata, et al. による。

6——成長期に関係の深いおもな栄養素の食事摂取基準

　成長期に関係の深いおもな栄養素として，たんぱく質，総脂質，カルシウム，鉄の食事摂取基準を表 2-10～表 2-13 に示す。

7——食事摂取基準の活用にあたっての留意点

　食事摂取基準を活用する際には，以下の点に留意する必要がある。

・食事摂取基準は，エネルギーや各種栄養素の摂取量についての基準を示すものであるが，指標の特性や示された数値の信頼度，栄養素の特性，対象者や対象集団の健康状態や食事摂取状況などにより，活用においてどの栄養素を優先的に考慮するかが異なるため，これらの特性や状況を総合的に把握し，判断する。

・食事摂取基準の活用のねらいとしては，エネルギー摂取の過不足を防ぐこと，栄養素の摂取不足を防ぐことを基本とし，生活習慣病の発症・重症化予防をめざすことになる。また，通常の食品以外の食品等特定の成分を高濃度に含有する食品（サプリメント等）を摂取している場合には，過剰摂取による健康障害を防ぐことにも配慮する。

・食事摂取基準として用いられている単位は「1 日あたり」であるが，これは習慣的な摂取量を 1 日あたりに換算したものである。

・上限量については，通常の食品による食事で一時的にこの量を超えたからといって健康障害がもたらされるものではない。

・乳児および小児のエネルギー摂取量の過不足のアセスメントには，成長曲線（身体発育曲線）を用いる。体重や身長を計測し，成長曲線（身体発育曲線）のカーブに沿っているか，体重増加がみられず成長曲線から大きく外れていっていないか，成長曲線から大きく外れるような体重増加がないかなど，成長の経過を縦断的に観察する。

・高齢者では，咀嚼能力の低下，消化・吸収率の低下，運動量の低下にともなう摂取量の低下などが存在する。とくにこれらは個人差の大きいことが特徴である。また，多くの人が，なんらかの疾患を有していることも特徴としてあげられる。そのため，年齢だけでなく，個人の特徴に十分注意を払うこと

表2-10　たんぱく質の食事摂取基準（推定平均必要量，推奨量，目安量：g／日，目標量：％エネルギー）（厚生労働省，2019）

性　　別	男　　性				女　　性			
年齢等	推定平均必要量	推奨量	目安量	目標量[1]	推定平均必要量	推奨量	目安量	目標量[1]
0～5　（月）	—	—	10	—	—	—	10	—
6～8　（月）	—	—	15	—	—	—	15	—
9～11（月）	—	—	25	—	—	—	25	—
1～2　（歳）	15	20	—	13～20	15	20	—	13～20
3～5　（歳）	20	25	—	13～20	20	25	—	13～20
6～7　（歳）	25	30	—	13～20	25	30	—	13～20
8～9　（歳）	30	40	—	13～20	30	40	—	13～20
10～11（歳）	40	45	—	13～20	40	50	—	13～20
12～14（歳）	50	60	—	13～20	45	55	—	13～20
15～17（歳）	50	65	—	13～20	45	55	—	13～20
18～29（歳）	50	65	—	13～20	40	50	—	13～20
30～49（歳）	50	65	—	13～20	40	50	—	13～20
50～64（歳）	50	65	—	14～20	40	50	—	14～20
65～74（歳）[2]	50	60	—	15～20	40	50	—	15～20
75以上（歳）[2]	50	60	—	15～20	40	50	—	15～20
妊　婦　（付加量）　初期					＋0	＋0	—	—[3]
中期					＋5	＋5	—	—[3]
末期					＋20	＋25	—	—[4]
授乳婦（付加量）					＋15	＋20	—	—[4]

1　範囲に関しては，おおむねの値を示したものであり，弾力的に運用すること．
2　65歳以上の高齢者について，フレイル予防を目的とした量を定めることは難しいが，身長・体重が参照体位に比べて小さい者や，特に75歳以上であって加齢に伴い身体活動量が大きく低下した者など，必要エネルギー摂取量が低い者では，下限が推奨量を下回る場合があり得る．この場合でも，下限は推奨量以上とすることが望ましい．
3　妊婦（初期・中期）の目標量は，13～20％エネルギーとした．
4　妊婦（後期）及び授乳婦の目標量は，15～20％エネルギーとした．

表2-11　脂質の食事摂取基準（％エネルギー）（厚生労働省，2019）

性別	男性		女性	
年齢等	目安量	目標量[1]	目安量	目標量[1]
0～5　（月）	50	—	50	—
6～11（月）	40	—	40	—
1～2　（歳）	—	20～30	—	20～30
3～5　（歳）	—	20～30	—	20～30
6～7　（歳）	—	20～30	—	20～30
8～9　（歳）	—	20～30	—	20～30
10～11（歳）	—	20～30	—	20～30
12～14（歳）	—	20～30	—	20～30
15～17（歳）	—	20～30	—	20～30
18～29（歳）	—	20～30	—	20～30
30～49（歳）	—	20～30	—	20～30
50～64（歳）	—	20～30	—	20～30
65～74（歳）	—	20～30	—	20～30
75以上（歳）	—	20～30	—	20～30
妊　婦			—	20～30
授乳婦			—	20～30

1　範囲に関しては，おおむねの値を示したものである．

表2-12 カルシウムの食事摂取基準（mg/日）（厚生労働省，2019）

性　別	男　性				女　性			
年齢等	推定平均必要量	推奨量	目安量	耐容上限量	推定平均必要量	推奨量	目安量	耐容上限量
0〜5（月）	—	—	200	—	—	—	200	—
6〜11（月）	—	—	250	—	—	—	250	—
1〜2（歳）	350	450	—	—	350	400	—	—
3〜5（歳）	500	600	—	—	450	550	—	—
6〜7（歳）	500	600	—	—	450	550	—	—
8〜9（歳）	550	650	—	—	600	750	—	—
10〜11（歳）	600	700	—	—	600	750	—	—
12〜14（歳）	850	1,000	—	—	700	800	—	—
15〜17（歳）	650	800	—	—	550	650	—	—
18〜29（歳）	650	800	—	2,500	550	650	—	2,500
30〜49（歳）	600	750	—	2,500	550	650	—	2,500
50〜64（歳）	600	750	—	2,500	550	650	—	2,500
65〜74（歳）	600	750	—	2,500	550	650	—	2,500
75以上（歳）	600	700	—	2,500	500	600	—	2,500
妊　婦（付加量）					＋0	＋0	—	—
授乳婦（付加量）					＋0	＋0	—	—

表2-13 鉄の食事摂取基準（mg/日）（厚生労働省，2019）

性別	男性				女性					
					月経なし		月経あり			
年齢等	推定平均必要量	推奨量	目安量	耐容上限量	推定平均必要量	推奨量	推定平均必要量	推奨量	目安量	耐容上限量
0〜5（月）	—	—	0.5	—	—	—	—	—	0.5	—
6〜11（月）	3.5	5.0	—	—	3.5	4.5	—	—	—	—
1〜2（歳）	3.0	4.5	—	25	3.0	4.5	—	—	—	20
3〜5（歳）	4.0	5.5	—	25	4.0	5.5	—	—	—	25
6〜7（歳）	5.0	5.5	—	30	4.5	5.5	—	—	—	30
8〜9（歳）	6.0	7.0	—	35	6.0	7.5	—	—	—	35
10〜11（歳）	7.0	8.5	—	35	7.0	8.5	10.0	12.0	—	35
12〜14（歳）	8.0	10.0	—	40	7.0	8.5	10.0	12.0	—	40
15〜17（歳）	8.0	10.0	—	50	5.5	7.0	8.5	10.5	—	40
18〜29（歳）	6.5	7.5	—	50	5.5	6.5	8.5	10.5	—	40
30〜49（歳）	6.5	7.5	—	55	5.5	6.5	9.0	10.5	—	40
50〜64（歳）	6.5	7.5	—	50	5.5	6.5	9.0	11.0	—	40
64〜74（歳）	6.0	7.5	—	50	5.0	6.0	—	—	—	40
75以上（歳）	6.0	7.0	—	50	5.0	6.0	—	—	—	40
妊婦（付加量）初期					＋2.0	＋2.5	—		—	—
中期・末期					＋8.0	＋9.5	—		—	—
授乳婦（付加量）					＋2.0	＋2.5	—		—	—

が必要である。

 研究課題

1．小児期に不足しがちなビタミン，無機質（ミネラル）をあげ，その効果的な補給方法を
　考えてみよう。
2．小児期の栄養・食生活の問題点をあげ，その具体的な改善方法を考えてみよう。
3．自分自身の摂取エネルギー量を概算し，推定エネルギー必要量と比較して考察してみよ
　う。

 推薦図書

●『（最新　保育士養成講座）第8巻　子どもの食と栄養』総括編纂委員会（編）全国社会福祉
　協議会
●『（健康・栄養科学シリーズ）臨床栄養学　改訂第3版』　中村丁字次・川島由起子・外山
　健二（編）　南江堂

Column 2

プロバイオティクス

　近年，耳にすることが多くなった「プロバイオティクス（probiotics）」とは，共生を意味するプロバイオシス（probiosis）に由来するもので，人間の腸内微生物のバランスを整えるはたらきをもち，人体によい影響を与える生きた微生物のことをいう。

　人間の腸内には500種類以上，約100兆個もの腸内細菌が生息している。腸内細菌は一般に体に有用な発酵型細菌（善玉菌：ビフィズス菌，乳酸菌など），体に有害な腐敗型細菌（悪玉菌：大腸菌，ウエルシュ菌など），発酵型細菌と腐敗型細菌の優勢側につく主従菌種（日和見菌：バクテロイデス，ユウバクテリウムなど）が混在している。

　プロバイオティクス菌は体に有用な発酵型細菌すべてをさすのではなく，以下のような条件を満たしていることが必要である。

・病原性がなく，摂取しても安全であること
・胃酸や胆汁に耐えて生きたまま腸内に到着できること
・人間の腸内細胞に付着する能力をもつこと
・病原性バクテリアの繁殖を抑えること
・臨床試験により健康への効果が立証されていること

　腸内細菌のバランスは食べ物，ストレス，年齢などにより一人ずつ違う。また，同じ人でも食べ物，環境，服薬，加齢などにより日々変化している。一般的に加齢にともない，腸内の悪玉菌が増加する。生後1週間くらいの新生児は，善玉菌のビフィズス菌が腸内細菌の約95％を占めている。その後，少しずつ善玉菌は減少し，悪玉菌や日和見菌が増加しはじめ，成人になるころにはビフィズス菌の割合が約15％になる。さらに，高齢になるとビフィズス菌が1％以下になることも少なくない。

　プロバイオティクスのほとんどはビフィズス菌と乳酸菌であり，これらが自然免疫系の細胞を活性化することにより，病原体やがん細胞を排除する能力を高めると考えられている。そこで，生活習慣病をはじめとするさまざまな病気の予防には，プロバイオティクス菌を配合したヨーグルトなどの乳製品を，毎日積極的に摂取することがすすめられる。

第3章
子どもの発育・発達と食生活

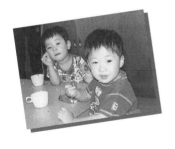

　小児期は，未熟で未分化な存在であるといわれる。しかし，いつまでもそのままの状態ではなく，未熟な段階から成熟の段階に達する途上にある。この状態が，発育・発達であり，順序だっている。その発育・発達は，子どもの食生活にとっても大きな意義をもつ。小児期の食生活の意義は，子どもの順調な発育・発達を促進することの基盤となり，その正しい食生活の確立には，保育者が子どもの発育・発達を正しく理解していることが必要である。さらに，子ども自身の能力だけでは，望ましい食生活の確立はできず，そこに子どもにかかわる人々の多くの力を必要としている。

　本章においては，その正しい食生活の基本となる子どもの発育・発達について述べる。

1 節　発育・発達と栄養・食生活

1——発育・発達の基本的考え

(1) 発育・発達とは

小児期の最も大きな特徴は，心身の未熟性である。たんに大人を小さくしただけではない。しかし，子どもはいつまでも同じ未熟な状態にあるのではない。未熟な段階から成熟への変化がみられ，ついに成人の状態に達する。すなわち，発育・発達をし続ける。これが小児期の重要な特徴を形成している。

発育とは，身体の形態面の成熟過程をいい，英語の growth に相当し，「成長」ともいうが，保育所保育指針では，「発育」という語を用いているので，本章では，これに従い「発育」ということにしたい。また，発達は，機能面の成熟過程をさし，英語の development に相当する。

(2) 発育の基本的考え

身体の形態面の成熟をさす発育は，臓器を含む身体の「大きさ」の成熟と「形」の成熟の双方から成り立っている。身体の大きさに関する成熟は，おもに数字で表現することができる。乳幼児身体発育値が10年ごとに全国規模で計測されていて，わが国の子どもの長年の変化も比較することができる。

さらに，臓器については，それぞれの臓器のもつ機能が十分に発揮できるように，それぞれの「大きさ」と「形」が整うようになることが必要である。

(3) 発達の基本的考え

機能面の成熟を示す発達では，精神運動機能がその代表であるが，その他，各臓器の生理機能や生化学的機能，免疫機能などの成熟をさす。たとえば，呼吸機能，循環機能をはじめとして，食事に関連する機能である咀嚼・嚥下・消化・排泄等の生理機能の発達も重要である。また，実際の食事には，手や口を動かすための精神運動機能の発達も密接に関係している。

各臓器の機能が十分に発揮されるためには，それぞれの臓器の形態面の正常な成熟がなければならない。このように発育と発達には，相互に密接な関連があり総称して成長といわれる由縁である。

2——身体発育

(1) 身体発育の概観

　身体発育は，身体の形態面の成熟過程をいい，出生前の受精時から，生後は成人に達するまで続いている。しかし，その間はいつも均一の経過ではなく，急激な発育状態と緩徐な発育状態がみられ，小児期のそれぞれの時期特有の発育状態を呈する。

①出生前の発育

　人生のなかで，形態面に最も顕著な変化がみられる。この時期は，第一急伸期といわれる。この時期の発育は母体内で進行し，出生時の体格は母体内での発育状態を表わしている。平均的には，出生時の体重は約3kg，身長は約50cmにまで達する。出生体重は，小児本人と母体の諸条件に影響されることから，母子保健上の重要な指標となる。妊婦や夫の喫煙により出生児の体重が小さくなることはよく知られているが，最近の報告では出生してしばらく後に肥満になる傾向もあるとされている。さらに両親の体格や人種によっても体重は左右される。

②新生児期の発育

　新生児期の早期には，特徴ある発育経過をたどる。体重は一時的に，出生時の5〜10%程度減少する。これを生理的体重減少という。出生後の新生児の体内からの水分喪失がおもな原因である。その後，哺乳量が増加するにつれて，体重は増加の一途をたどるが個人差もある。

③乳幼児期の発育

　乳幼児期には，顕著な身体発育がみられる。しかし，乳幼児期全体を通じて均一の発育経過がみられるのではなく，年月齢の小さいほど発育の速度は速く，年月齢が大きくなるにつれてしだいに緩徐になる。体重は生後3〜4か月には出生時の約2倍に，生後12か月には約3倍にまで達し，体重の一日増加量は，生後2か月ごろまでは約40〜30g，生後4〜5か月ごろでは20〜15g，生後10〜11か月ごろには7g前後，1歳半ば以降には5g程度を示す。

　一方，身長の増加も顕著で，生後12か月には出生時の約1.5倍にまで伸び，4歳半ばには約2倍となる。乳児期から幼児期前半にかけての第一急伸期が終

表3-1　平成22年の乳幼児身体発育調査結果（平均値）比較（体重，身長，胸囲，頭囲）
（厚生労働省，2011）

年・月齢	男　子				女　子			
	体重(kg)	身長(cm)	胸囲(cm)	頭囲(cm)	体重(kg)	身長(cm)	胸囲(cm)	頭囲(cm)
出生時	2.98	48.7	31.6	33.5	2.91	48.3	31.5	33.1
0年1～2月未満	4.78	55.5	37.5	37.9	4.46	54.5	36.6	37.0
2～3	5.83	59.0	40.0	39.9	5.42	57.8	38.9	38.9
3～4	6.63	61.9	41.8	41.3	6.16	60.6	40.5	40.2
4～5	7.22	64.3	42.9	42.3	6.73	62.9	41.7	41.2
5～6	7.67	66.2	43.7	43.0	7.17	64.8	42.4	41.9
6～7	8.01	67.9	44.2	43.6	7.52	66.4	43.0	42.4
7～8	8.30	69.3	44.7	44.1	7.79	67.9	43.5	43.0
8～9	8.53	70.6	45.0	44.6	8.01	69.1	43.8	43.5
9～10	8.73	71.8	45.4	45.1	8.20	70.3	44.1	43.9
10～11	8.91	72.9	45.6	45.5	8.37	71.3	44.4	44.3
11～12	9.09	73.9	45.9	45.9	8.54	72.3	44.6	44.7
1年0～1月未満	9.28	74.9	46.1	46.2	8.71	73.3	44.8	45.1
1～2	9.46	75.8	46.4	46.5	8.89	74.3	45.1	45.4
2～3	9.65	76.8	46.6	46.8	9.06	75.3	45.3	45.6
3～4	9.84	77.8	46.9	47.0	9.24	76.3	45.5	45.9
4～5	10.03	78.8	47.1	47.3	9.42	77.2	45.8	46.1
5～6	10.22	79.7	47.3	47.4	9.61	78.2	46.0	46.3
6～7	10.41	80.6	47.6	47.6	9.79	79.2	46.2	46.5
7～8	10.61	81.6	47.8	47.8	9.98	80.1	46.5	46.6
8～9	10.80	82.5	48.0	47.9	10.16	81.1	46.7	46.8
9～10	10.99	83.4	48.3	48.0	10.35	82.0	46.9	46.9
10～11	11.18	84.3	48.5	48.2	10.54	82.9	47.1	47.0
11～12	11.37	85.1	48.7	48.3	10.73	83.8	47.3	47.2
2年0～6月未満	12.03	86.7	49.4	48.6	11.39	85.4	48.0	47.5
6～12	13.10	91.2	50.4	49.2	12.50	89.9	49.0	48.2
3年0～6月未満	14.10	95.1	51.3	49.7	13.59	93.9	49.9	48.7
6～12	15.06	98.7	52.2	50.1	14.64	97.5	50.8	49.2
4年0～6月未満	15.99	102.0	53.1	50.5	15.65	100.9	51.8	49.6
6～12	16.92	105.1	54.1	50.8	16.65	104.1	52.9	50.0
5年0～6月未満	17.88	108.2	55.1	51.1	17.64	107.3	53.9	50.4
6～12	18.92	111.4	56.0	51.3	18.64	110.5	54.8	50.7
6年0～6月未満	20.25	114.9	56.9	51.6	19.66	113.7	55.5	50.9

わると，幼児期後半ではしだいに緩徐期に移行する（表3-1）。

④学齢期・思春期の発育

　これまでの時期と同様に発育は継続するが，この時期には一つの特徴が認められる。すなわち，学齢期の前半は幼児期後半に引き続き緩徐な状態であるが，思春期に達すると，再び体重も身長も急激な増加をみせる。この現象は，男児

よりも女児のほうが約2年早く発生する。それゆえ，小学校高学年生から中学校1～2年生の間は，男児よりも女児のほうが体重や身長が大きい値を示す。その後は，再び発育は緩徐になる。この第二急伸期には第二次性徴がみられることも重要な特徴である。女子は第二次性徴がみられると身長の伸びは止まる傾向となる。身長の伸びは睡眠時の成長ホルモン分泌とも関連するため，生活リズムや生活環境が大いに影響する。

(2) からだつき（体型）の発育

①からだ全体と頭部のバランス

　小児期では，一般に，頭部がからだ全体に比して大きい。出生時は，頭部は身長の4分の1くらいもあるが，その後，身長に占める頭部の比率はしだいに小さくなり，就学時ごろには6分の1，成人では頭部は身長の7分の1から8分の1ぐらいまでになる。歩き始めのころは頭の比率が大きいので，バランスが悪く転びやすい。

②からだつき（太り具合）の変化

　客観的には，身長と体重とのバランスで判定することが便利である。たとえば，カウプ指数（第6章4節参照）またはBMI（body mass index），性別年齢別身長別体重と対象児の実測体重との割合による評価がよく行なわれる。か

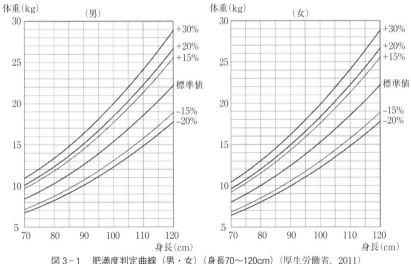

図3-1　肥満度判定曲線（男・女）（身長70～120cm）（厚生労働省，2011）

らだつきの経過としては，出生時は皮下脂肪が少なくやせ型であるが，生後3
か月ごろよりしだいに皮下脂肪が多くなって1歳を迎えるころまでは円味を帯
びた体型で，カウプ指数も大きい値を呈する。その後は，体を活発に動かすよ
うになり，しだいにやせ型に転じてカウプ指数も小さくなる。幼児期の後半か
ら思春期のスパートが生じるまでは最もやせ型を呈する時期といえる。思春期
になり，女児の体型は丸味がめだつようになる（図3-1）。

(3) 臓器の発育

身体には多くの臓器があり，それぞれの機能をもつ。その機能が十分に発揮
され発育・発達が進む。さらに，食べることと関係のある臓器の発育について
は，いくつかの特徴が認められる。

①歯牙

乳歯は，生後6か月ごろから下の前歯（下顎乳中切歯）から生え始め,その
後ほぼ決まった順序で萌出がみられ，2歳に達する時期には上下20本の乳歯が
生えそろう。乳歯の生え方には個人差が大きい。その後永久歯が生え，乳歯が
生え変わって，最終的には10歳ころに全体で32本の永久歯が生えそろう。最近
は下顎が小さい場合すべての歯が生えそろう場所が不足して，歯列が乱れる場
合もあり，食物を噛みにくくなる。幼児期から柔らかい食べ物や飲み物ばかり
では顎の発育に影響する。

②消化器

口から肛門までの消化管と消化にかかわる酵素等を分泌する臓器器官からな
り，この形態面の成熟は生後の比較的早い時期に完成する。胃は，乳児期の早
期には筒状であるとともに，食道との境の噴門の緊張が緩いために，溢乳もよ
くみられ，哺乳の後の排気が必要となるが，月齢が大きくなるにつれてその現
象もなくなる。

母子健康手帳にはカラー刷りで乳児の便の色をチェックするように記載され
ている。胆道閉鎖症をなるべく早くに家庭で見つけることが重要なので，その
ための注意喚起である。

3──精神運動機能の発達

(1) 精神運動機能の発達の特徴

　精神運動機能は，脳を中心とした中枢神経系と末梢神経系の生理機能である。その発達は個人差が大きいほかに，いくつかの原則をみることができる。また，精神運動機能発達では，乳児期，幼児期において，その基本的機能が完成されるが，脳の重量は幼児期から学齢期の初期までに，成人のそれの8割ぐらいに達することが知られており，その発達の顕著なことと関係がある。

　精神機能は，多くの領域，たとえば，認知，言語，社会性，知識，記憶，情緒等に区分される。

　また，運動機能は，全身性の運動である粗大運動と，おもに手の運動の微細運動とに分けることができる。さらに，意思とは無関係の運動である不随意運動，意思を表わして目的をもった随意運動という区分もできる。

　小児期の「食べる」ことの発達には，この精神運動機能発達が非常に重要な役割を果たす。

(2) 精神機能の発達

　言語の発達は，人間らしさが発揮される発達といえる。それまで意味のない発生をしていたのがパパ，ママなどを発するようになるには，多くの場合生後1年前後であり，意味のある言葉をいくつか発するのは1歳半頃となる。

　対人関係の発達では，人見知りをするのはいつもそばにいる人との違いがわかるからであり，さらに，人の真似をすることを覚えると発達が進む。自分で食べたがるのは7～8か月ごろで食生活が進むことにも重要な影響を与える。社会性が進むと「○○持ってきて」などを理解して動作をするようになり，ほめられると喜ぶようになると，意思疎通しやすく食事の指導が進みやすくなる。

(3) 運動機能の発達

　運動機能の発達には，脳神経系の成熟が最も重要な要因である。さらに，骨や筋肉等の運動器官の成熟，脊柱の発達，呼吸や循環機能の発達も関係する。

　運動機能の発達にも原則が認められ，頭部から下肢のほうに，身体の中枢から末梢のほうに，運動の発達が進む。さらに，反射，不随意運動から，さらに随意運動の発達が進み，しだいに協調性，巧緻性が要求される運動が発達する。

　新生児期にはもがくように手足をバタバタさせるように動かすことがあるが，それぞれの手足の協調性もなく規則性もない。それが4〜5か月ごろになると両手両足が規則性に動き，そののちに寝返りが完成する。もちろん，個人差が大きいことはいうまでもなく，年月齢の大きくなってから可能になる運動ほど，大きい個人差がみられる。

　なお，新生児期には独特な運動がみられ，それを原始反射という。原始反射には，生命の保持と関連しているものがあり，哺乳反射や把握反射がある。

　手の微細運動の発達に応じて，手を使う遊びもふえる。食事に関する手指の運動もこの原則に従って進み，手でわし掴み，指でつまむ，スプーンや箸をわし掴みして食べることができ，しだいに手指で箸を持って食事できるようになる。

4——発育・発達の評価と食生活

(1) 発育・発達の評価の意義と方法

　発育や発達の評価には，ある一時点における評価（横断的評価）と継続的な評価（縦断的評価）があり，それぞれに意義がある。小児期という特性を考え，健康状態や栄養状態に関する対応という視点からは，継続的に評価することの意義は大きい。

　母子健康手帳には発育曲線として身長や体重のグラフが乳児期と幼児期に分かれて示されている。4か月，6か月，9か月，1.5か月，3歳児健診などのときに計測した数値をグラフにプロットしていけば個人の発育状況がわかりやすい。発育は点で見ずに線で見ていけば成長がわかりやすい。

(2) 身体発育の評価と食生活

①身体の大きさの成熟の評価

　視覚的にも評価できるが，客観的評価には，身体各部の計測によって行なう。その得られた値（計測値）を，基準となる値と比較をする。計測は，評価の目的にもよるが，乳幼児期では，少なくとも，身長，体重，胸囲，頭囲の計測を行なう。また，学校保健現場では，身長，体重に加え以前から長らく座高の計測を実施していたが，医学的な意味が不明なために現在では計測されていない。

　わが国では，厚生労働省が10年ごとに作成する「乳幼児身体発育値」があり

成長の評価の際に多く活用されている。また，それに基づいて作成された乳幼児身体発育曲線が母子健康手帳にも掲載されている。その乳幼児身体発育値は，パーセンタイル法により作成されており，実測値が小さいほうから見て，何パーセント目に相当するかを判定できる。また，各計測値を曲線上に，定期的にプロット（点を記入）することによって，発育の経過（各計測値の増加の程度）が評価できる。この評価は個人の成長をみるだけではなく，国内の他の乳幼児と比べることにもなる。

　身体発育には，栄養摂取の影響はけっして小さいものではなく，身体発育の評価は，栄養状態の評価にもつながる。また，計測を定期的に行なうことにより，増加の程度を知ることができ，その計測期間内の栄養状態の評価ができる。

②からだつき（肥満度）の評価

　肥満・やせの程度は，栄養状態，健康状態，養育状態を含む生活の実態，さらに心理的状態に影響される。体型の評価は，今日では，小児期からの生活習慣病の予防対策，虐待等による低栄養状態を発見してその改善に有効である。これらのスクリーニングとしては，身長と体重のバランスを判定し評価することが有効であり，カウプ指数またはBMI，年齢別身長別体重と実測体重の比較（具体的には幼児身長体重曲線を用いると便利）を行なう。肥満ややせの評価は，栄養状態や養育環境さらに疾病の発見の観点から不可欠である。

(3)　精神運動機能発達の評価

　評価の方法は，発達に関する検査，日常生活における子どもの行動を観察することなどで行なう。その検査方法は目的に応じた検査法を用いるべきであり日常生活の実際に即した行動の観察が適している。適切な栄養摂取や食生活の実施は，精神運動機能発達にも影響を与えることも多く，また，精神運動機能発達が逆に食生活にも影響する。これらの評価に広く活用されているものにデンバー式発達スクリーニングテスト（DENVER Ⅱ，1992年）がある。この検査は，子どもたちの発達の程度を把握するために，"つかまって立ち上がる"などの粗大運動から"コップから飲む""積み木を積む"などの個人・社会領域等の微細運動，"パパママと言う"などの言語，それぞれの発達領域に関する項目すべてが通過した通過率（25・50・75・90％）の月年齢を把握し，その発達水準が現時点において問題があるかを確認することができる。

2 節　摂食機能の発達

1——食べる機能・栄養摂取機能の発達

(1) 食事に関する機能

　食事に関する機能は，一般に食べる機能（摂食機能）と栄養摂取機能に分けられる。食べる機能とは，子どもが，食べ物を口に入れ，咀嚼し，嚥下することをいい，栄養摂取機能は，食べ物が消化・吸収され，それに含まれる栄養素の代謝によって，体成分として作用を発揮させることである。さらに，一方，摂取したものの不要物を排泄することも必要である。これらの一連の機能に携わる器官は，口，唇，舌，歯牙，歯肉，上下の顎および顎関節からはじまり，咽頭，食道，胃，十二指腸，空腸，回腸，結腸，直腸，肛門等の消化管，さらに，消化液の分泌に携わる臓器（唾液腺，肝臓，膵臓）からなり，加えて，腎臓および泌尿系の器官も重要な役割をなす。また，味覚，嗅覚も影響する。

(2) 食べる機能・栄養摂取機能の成熟

　小児期の食べる機能・栄養摂取機能および排泄機能の発達は，心身の成熟と密接な関係にある。消化器官・泌尿器官の形態的成熟とその生理機能および生化学的機能の発達，さらに精神運動機能との関係も明確である。

　9か月ごろには急激な発育にともなう鉄需要増大のために鉄欠乏性貧血になりやすいため，哺乳だけでなく離乳食で鉄含有の多い卵黄，しらす，レバーなども取り入れる必要がある。

①哺乳

　乳児の食生活の始まりは，まず乳汁を飲むことである。それによって生命を維持し，空腹を満たし，栄養を摂取する。正常な新生児では，哺乳反射がみられる。哺乳反射は，探索反射，捕捉反射，吸啜反射からなる。すなわち，探索反射は，新生児が口のまわりに触れたものを捜し求める動作であり，捕捉反射はそれを口に入れようとくわえる反射であり，吸啜反射はそのくわえたものを吸う反射である。この一連の反射運動によって，新生児は誰に教えられなくても哺乳することができる。この哺乳反射は，空腹状態とまったく関係なく，口にしたものはすべて吸う反射である。空腹や母乳不足の徴候ではなく，慌てて

人工乳の添加をしなければならないことではない。触れたものを吸う反射であるので，乳児の顔の周りにあるものを誤嚥・誤食する危険もある。

　生後3か月ごろから，乳児の哺乳は随意性をもつようになる。すなわち，反射ではなく，乳児自身の意志によって，飲みたいときに哺乳するという行動ができあがる。その際に，哺乳量にも変化が生じることも少なくない。

　哺乳は，唇，舌と口蓋等を動員して行なわれ，口腔内圧を陰圧にすることによって，乳首から乳汁を流し入れる。この吸う力は，哺乳開始時は未熟で一定ではないが，しだいに強い力となり，一定した哺乳力を保つことができる。哺乳瓶の場合は乳首の穴の大きさを大きくしていかねばならない。

②咀嚼機能・嚥下機能

　乳汁や液体の食物の次の食物として，固形物を摂取するようになる。固形物の摂取にあたっては，その食べ物を飲み込みやすい大きさ，消化しやすい大きさにまで細かくすることが必要で，この機能が咀嚼である。大人の場合，咀嚼は歯牙および顎の機能による。子どもの場合には，歯は固形物の摂取と必ずしも一致して生えてはこない。むしろ，咀嚼は歯牙よりも舌や歯ぐきによることが多い。口唇で取り込み，舌や歯肉で押しつぶして飲み込むので，与えるときに口腔の奥に入れるのは注意する。歯牙による完全な咀嚼は幼児期の後期になって完成するにすぎない。嚥下機能も食物の摂取という観点から重要な機能である。

③食べる動作

　哺乳，固形物を摂取する機能の発達だけでなく，順調な精神運動機能の発達が小児期の食生活の確立に重要な役割を果たす。

　食べ物の確認には，順調な知的発達が不可欠である。また，食欲は，情緒とも密接な関係があり，満腹感は，子どもの情緒の安定をもたらすだけでなく，順調な精神発達をうながし，さらに心の健康の保持増進の観点からも重要な要素となることは否定できない。

　さらに，運動機能，とくに，手指の微細運動の発達は，摂食機能発達を決定するとまでいえる。乳幼児期では，大人の介助によって食物を摂取するが，時には，みずから哺乳瓶を持ったり，食べ物を指でつまみあげたりして，口に運ぶこともできるようになるので，摂食意欲を大事にしたい。その後は協調性が

進むとスプーンを持って自分で口にもっていくようになり，自立していく。

(3) 味覚の発達

　乳児期には味覚はまだ発達していないが，さまざまな味を経験することによって発達していき，その後の食習慣にも影響する。離乳食の開始時期には味付けの必要はない。自然の味に慣れさせ，食の経験を広げるほうが味覚の発達に影響し，のちの偏食の予防にもなる。

(4) 排泄の発達と自立

　直腸に便が溜まると，直腸から脊髄，延髄，大脳皮質へと，その刺激が達して，便意が生じる。便意を感じて，排便のコントロールができるようになるのは，大脳皮質のコントロールができるようになってからである。生後月齢がたつにつれて排便回数が減少する。それにともなって，1歳過ぎには随意的な排便が可能になる。

　膀胱に尿が溜まり，脊髄から延髄を介して大脳皮質で尿意を感じるようになるが，生後2〜4か月ごろまでは反射的な排尿である。その後，尿意を自覚するようになっても，不随意的な排尿が続くにすぎない。1歳を過ぎるようになると，尿意をコントロールでき，排尿がしだいに随意的になる。

　排泄自立のはたらきかけは，随意的な排泄が可能になったときから始めるようにすることであり，最近は便利な紙おむつの普及により，さらに子どものストレスの面からも，早くからのおむつ外しは無理にしない傾向となっている。

2──食生活と対人関係や心の健康との関係

　摂食機能の発達には，精神運動機能の発達が重要な役割を果たす。その一方，子どもの食生活も，子どもの精神発達や心の健康には重要な位置づけとなる。

(1) 社会性の確立

①対人関係

　子どもの食生活は，社会性，とくに，対人関係の発達に大きな影響をもたらす。新生児は，出生直後に母親の乳房を吸い，その哺乳を介して，しだいに母子関係の確立の基本を形成する。もちろん，なんらかの事情によって，直接授乳が不可能な場合や人工栄養をせざるを得ない場合でも，授乳−哺乳行為によって，母子関係は確立される。さらに，離乳，幼児食と食形態が変化しても，

母親と子どもの間の人間関係は継続される。適切な食事は，乳幼児と母親や家族の間のよい対人関係の確立の基本となる。

また，今日では，母親以外に父親や祖父母などの他の家族や保育者が授乳したり，食事を提供したりすることも多くなり，保育者と乳幼児との間のよい人間関係の確立にも，食生活は重要な要件となる。

乳児期から集団生活を営む子どもが多くなったが，その集団の場における食生活は，子どもどうしの関係の樹立にも影響する。よい意味での子どもどうしの競争心が，子どもの食べようとする意欲を育て，偏食の予防にもなる。

②食生活にかかわる知識やマナーの習得

精神発達，とくに，認知能力，言語理解，知的発達にともない，食事にかかわる知識の習得，食事の際の習慣の確立を図ることも可能となる。幼児期では，食事を介して，食物の名前や食べ方，健康増進や病気の予防についての知識も導入できるし，おいしく食べることの意味，家族や友だちといっしょに楽しく食べることの喜びを習得する。さらに，食事にも守るべきマナーのあることもしだいに理解して身につける。

③生活リズムの確立

食生活は睡眠とともに，子どもの生活リズムの確立上の基本であるといっても過言ではない。さらに，日中のあそびなどの行動が加わって，より明確な生活リズムができあがる。よく食べ，よく遊び，十分な睡眠をとることは，それぞれに密接に関係し合っており，子どもの健康増進と順調な発育発達をうながす。子どもでも夜更かしで睡眠不足の状態では食欲がなくなり，消化能力も落ち，不機嫌になってしまう。規則正しい生活リズムとなることがよりよい成長にも関与している。

3節 食生活と子どもの健康

1——食生活と小児期の事故

(1) 小児期の事故の特徴

小児期は事故が多い。事故の実態については，必ずしも十分には把握されが

たいが，小児期の心身の健康障害に長く影響を及ぼすことも少なくない。

　小児期の事故の発生には，子どもの経験値の不足が誘因の一つであり，さらに好奇心も一因となる。それゆえすべての生活の場面において事故が発生する危険性を孕んでいるといえる。さらに，重要なことは，多動の傾向の子では事故にあう確率もふえる。当然，食事に関連した事故も発生することを認識しておきたい。

(2) 食生活における事故の発生

　乳児期の最初の食事は哺乳であり，その際の事故としては，誤嚥事故が多く，それによって窒息の危険がある。また，誤嚥は，哺乳以外にも離乳食，幼児食でも発生する。乳幼児では，嘔吐も多発するので，誤嚥の発生も多い。さらに，誤嚥は咀嚼や嚥下の未熟性にともなうことも多く，とくに，一人ひとりの乳幼児の咀嚼や嚥下の機能の発達状態に見合わない食物の提供によることも少なくない。たとえば，肉類が噛み切れずに，そのまま飲み込み，窒息が発生することがある。また，一度に口に入れる量も関係する。

　その他の事故としては，やけどや外傷がみられる。やけどの発生は，熱い飲み物を口にするとき，熱せられた食器や炊事用品に触れたときに発生しやすい。さらに，口腔内外の切り傷や刺し傷等の外傷の発生は，保育者による場合と乳幼児本人による場合とがあり，時には重篤な事態の原因ともなることも少なくない。刺し傷では，割りばしが口蓋を突き抜け，脳内に達した死亡事例もある。また，口の外傷では歯が折れることもある。外傷の原因としては，箸などをくわえて歩き，転倒や衝突にともなうことが多い。また，食事の際，急いで席に着こうとして転倒や衝突など，椅子からの転落にともなう外傷もある。

　事故は，家庭内だけでなく，集団で行動しているときにも発生する。

(3) 食生活における事故の予防

　家庭でも保育の場でも食事中における事故は発生している。歩きながら，動きながら食べることは以前は「お行儀が悪い」といわれていたが，今はそれ以上にスプーンやフォークやお箸での口腔内のけがや誤嚥のおそれを認識せねばならない。しゃべりながら，歌いながら食べることも誤嚥の危険がある。とくにピーナッツなどのナッツ類は気道に入ると大変危険であるので避けたい。落ち着いて食べる習慣づけも重要である。

2──栄養評価

(1) 評価の方法

　摂取された食事が，適切なものであったかについての判断は，健康維持や発育・発達のうえからも重要なことである。これの判断には，子どもの心身の状態や生活状態を参考とすることがある。血液や尿などを専門的に検査する方法や，診察をしたりしてさらに発育状態，体格，精神状態，個々または集団としての生活のしかたを評価することが多い。

(2) 医学的および臨床検査による評価

①診察による評価

　子どもの身体所見を医学的に判断する。皮膚の色つや，緊張の程度，皮下脂肪の状態等を調べる。また，栄養障害等にともなう症状の発見に努める。

②生化学的検査

　血液の成分，尿の成分を指標として，それぞれの医学的検査結果を指標とする。おもなものとしては，血中のたんぱく成分，血球成分，尿中の成分等を対象として調べる。

(3) 発育・発達の評価

　体重・身長・胸囲・頭囲の現状値と増加量の評価，肥満度の評価が有効である。横断的評価と縦断的評価の両面からが評価しやすい。食物アレルギーの場合，厳格な除去食を続けて体重増加が認められない場合もある。虐待児のネグレクトでは体重のみならず，身長の伸びも低下することもあるので，注意が求められる。

(4) 情緒面と生活状態の評価

　子どもの食生活は，心の健康上にも大きな意義がある。空腹を満たす食事の楽しさは，子どもの情緒の安定を図るうえからも重要である。また，食事を家族や仲間と一緒にとることによって，人間関係が適切に確立しているか否か確認することも必要であろう。食事の際に子どもが喜んで食卓についているか，意欲的に食べているか，食事の後に子どもが生き生きと活動していることも確認したい。逆に，情緒が不安定であったり，いつも機嫌が悪かったり，活動性が鈍いなどの行動面の状態も重要な評価指標である。

✏️ 研究課題

1. 身体発育と栄養摂取との関係について考えてみよう。
2. 肥満,やせなどの評価と栄養評価との関係について考えてみよう。

📖 推薦図書

●『子どもの栄養と食生活』 高野陽・他 医歯薬出版
●『母子健康・栄養ハンドブック』 平山宗宏（監修） 医歯薬出版

第4章
妊婦・授乳婦の栄養ケア・マネジメント

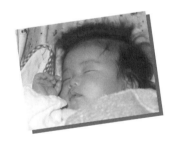

　妊娠・授乳期の食生活は，妊娠を維持する母体の健康と胎児の発育，さらに分娩，産褥の経過にとって不可欠な役割を果たしている。胎児期の栄養状態は出生後も影響し，将来の肥満，2型糖尿病，高血圧や循環器疾患の発症から，生活習慣病発症にも影響することが明らかになっている。また，授乳期には母体の回復と乳汁分泌に必要なエネルギーや栄養素も補給する必要がある。このように，妊娠・授乳期の食生活は母体と胎児の両方に影響があるために，とくに重要である。

　本章においては，妊娠のメカニズム，妊婦期の食生活とこの時期にみられるおもなトラブルとその栄養管理，母乳分泌，授乳期の食生活，食物アレルギーなどについて理解を深める。さらに，ライフステージの出発点をつかさどるこの時期の者に対して，適切な食生活の確立をめざした支援ができるようにする。

1節 妊娠のメカニズムと妊婦の食生活

1——妊娠の成立と経過

(1) 妊娠の経過

　卵子は卵巣から排出され，卵管内で精子と出合って受精し，約1週間で子宮腔内へと運ばれ，そこで着床する。この着床の時点を妊娠の成立という。分娩予定日は，最終月経の初日を0日として数え，妊娠40週0日（満280日）として計算される。したがって，最終月経の初日から受精にいたるまでの妊娠期間の初めの約2週間は，実際には妊娠していない。

　妊娠期間は3つに分けられることが多く，妊娠15週までを妊娠初期，16週から27週までを妊娠中期，28週以降を妊娠後期とする。

(2) 妊娠前の健康状態の妊娠・出産への影響

①やせおよび不適切なダイエットの妊娠・出産への影響

　体重を不適切なダイエットにより減少させると，体脂肪率が減少する。体脂肪の量は卵巣機能と密接な関係にあり，体脂肪率の減少は間脳下垂体系のはたらきを抑制して，月経不順，無月経などの卵巣機能不全を起こす。

　妊娠前の体格や妊娠中の体重増加によって，妊娠高血圧症候群発症率，緊急帝王切開率，分娩時の出血量，出生児の体重などに相違がみられる。妊娠前の体格が「低体重（やせ）」や「ふつう」の人で，妊娠中の体重増加量が7kg未満の場合には，2,500g未満の低出生体重児を出産するリスクが高い。

②肥満の妊娠・出産への影響

　肥満妊婦は胎児の巨大化により分娩時異常が発生し，子どもに障害が発生したり，死亡率が高まったりすることもある（図4-1）。しかし，妊娠中に体重の増加を極端に抑制したり，体重を減少させたりすることは，胎児の発育に悪影響を及ぼすことになるので，妊娠前から適正体重を維持することが重要である。

(3) 妊娠にともなう母体のおもな変化

①体重の増加

　妊娠すると胎児，胎盤，羊水の新生，子宮や乳房の増大分，血液の増加分，

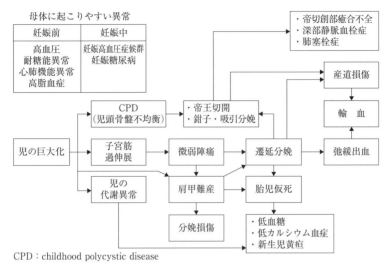

CPD：childhood polycystic disease

図4-1　肥満妊婦の問題点（山崎，2001より一部改変）

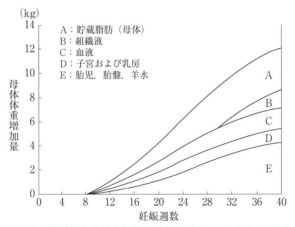

図4-2　正常妊娠における体重増加の因子（Hytten & Leitch, 1979）

　さらに，出産，育児に備える母体の貯蔵脂肪などが増え，それが体重増加とな
る。外国人の正常妊娠における体重増加の内容を図4-2に示す。
　妊娠中の体重増加量については，非妊娠時の「低体重（やせ）」「ふつう」
「肥満」の体格ごとに個別化した指導が必要である。過剰な体重増加は望まし

表4-1　体格区分別　妊娠全期間を通しての推奨体重増加量（厚生労働省，2006）

体格区分	推奨体重増加量
低体重（やせ）：BMI 18.5未満	9〜12kg
ふつう：BMI 18.5以上25.0未満	7〜12kg[#1]
肥満：BMI 25.0以上	個別対応[#2]

・体格区分は非妊娠時の体格による
・BMI（Body Mass Index）：体重（kg）／身長（m）²
#1　体格区分が「ふつう」の場合，BMIが「低体重（やせ）」に近い場合には推奨体重増加量の上限側に近い範囲を，「肥満」に近い場合には推奨体重増加量の下限側に低い範囲を推奨することが望ましい。
#2　BMIが25.0をやや超える程度の場合は，おおよそ5kgを目安とし，著しく超える場合には，他のリスク等を考慮しながら，臨床的な状況をふまえ，個別に対応していく。

表4-2　体格区分別　妊娠中期から末期における1週間あたりの推奨体重増加量（厚生労働省，2006）

体格区分	1週間あたりの推奨体重増加量
低体重（やせ）：BMI18.5未満	0.3〜0.5kg／週
ふつう：BMI18.5以上25.0未満	0.3〜0.5kg／週
肥満：BMI25.0以上	個別対応

・体格区分は非妊娠時の体格による
・BMI（Body Mass Index）：体重（kg）／身長（m）²
・妊娠初期については体重増加に関する利用可能なデータが乏しいことから，1週間あたりの推奨体重増加量の目安を示していないため，つわりなどの臨床的な状況をふまえ，個別に対応していく。

くないが，低出生体重児の出生予防には，妊娠中の適切な体重増加が必要である。BMI（Body Mass Index：体格指数「体重（kg）／身長（m）²」）による体格区分別の「妊娠全期間を通しての推奨体重増加量」と，「妊娠中期から末期における1週間あたりの推奨体重増加量」を表4-1，4-2に示す。

②子宮の増大

　非妊娠時の子宮は，鶏卵よりやや小さく約50gであるが，妊娠3か月末には手拳大，4か月末には小児頭大，5か月末には成人頭大，妊娠後期には重量約1kgとなり，子宮容積は非妊娠時の約500倍になる。

③乳腺の発育と乳房の増大

　妊娠中に乳腺は約2倍に発達し，構造も完成する。また，脂肪が沈着するために，乳房は増大する。このような母乳分泌のための乳房の変化は，胎盤などから分泌されるエストロゲンやプロゲステロンなどの作用によるものである。

④血液量の増加，血液成分の変化

　妊娠時には，胎盤循環のガス交換を容易にし，分娩，産褥時の出血に備えるために血液量が増加する。また，それにともない赤血球量も増加するが，それ以上に血漿の増加量が多いために，赤血球数，ヘモグロビン濃度，ヘマトクリット値が低下する。これは血液の粘度を低下させ，胎盤の血管の梗塞を予防するために役立つ。

⑤消化器系の変化

妊娠初期につわりとして悪心，嘔吐，食欲不振などの症状が出現することがある。妊娠中期以降は，子宮の増大により胃は押し上げられ，腸管は圧迫されるので，胃のもたれや便秘になりやすい。

 節　妊娠期・授乳期の栄養・食生活

1 ── 妊娠期・授乳期の栄養・食生活の重要性

妊娠期・授乳期の食生活は，妊娠を維持する母体の健康と胎児の発育，さらに分娩，産褥の経過にとって不可欠な役割を果たしている。胎児期の栄養状態は出生後も影響し，将来の生活習慣病発症にも影響することが明らかになっている。また，授乳期には乳汁分泌に必要なエネルギーや栄養素も補給する必要がある。このように，この時期の食生活は母体と胎児の両方に影響があるために，とくに重要である。

なお，妊娠に気づくまでの胎芽期は，各器官の発生上重要な時期にある。そこで，妊娠の可能性のある女性は，病気，薬剤，放射線，たばこ，アルコールなどへの配慮が必要である。

2 ── 妊娠期・授乳期の食事摂取基準

妊娠期・授乳期の食事摂取基準は非妊娠時，非授乳時の年齢階級別食事摂取基準に，それに付加する量を加算して求められる。妊娠期・授乳期の食事摂取基準の抜粋を表4-3に示す。

(1) エネルギー

妊娠により，母体には胎児の発育，胎盤，羊水などの胎児付属物の増大，母体への脂肪蓄積や循環血液量の増加が起こる。これらの変化と母体の基礎代謝量の増加を考慮して，非妊婦の推定エネルギー必要量に対して妊娠初期50kcal／日，妊娠中期250kcal／日，妊娠後期450kcal／日を付加する。

授乳婦の推定エネルギー必要量は，総エネルギー消費量，泌乳量（780ml／日），体重減少分などを考慮して，非妊婦に対して付加量は350kcal／日とされている。

表4-3 妊娠期・授乳期の食事摂取基準（厚生労働省，2019より抜粋）

栄養素	年齢	18～29歳（女性）	30～49歳（女性）	妊婦（付加量）	授乳婦（付加量）
エネルギー（kcal/日）[1]	推定必要量	2,000	2,050	初期＋ 50 中期＋250 後期＋450	＋350
たんぱく質（g/日）	推奨量	50	50	初期＋ 0 中期＋ 5 後期＋ 25	＋ 20
脂肪エネルギー比率（％）	目標量	20以上30未満	20以上30未満	―	―
炭水化物エネルギー比率（％）	目標量	50以上65未満	50以上65未満	―	―
食物繊維（g/日）	目標量	18以上	18以上	―	―
ビタミンA（μgRE/日）	推奨量	650	700	初期＋ 0 中期＋ 0 後期＋ 80	＋450
	耐容上限量[2]	2,700	2,700	―	―
ビタミンB₁（mg/日）	推奨量	1.1	1.1	＋0.2	＋0.2
葉酸（μg/日）	推奨量	240	240	＋240	＋100
ビタミンC（mg/日）	推奨量	100	100	＋ 10	＋ 45
食塩相当量（g/日）	目標量	6.5未満	6.5未満	―	―
カルシウム（mg/日）	推奨量	650	650	＋ 0	＋ 0
マグネシウム（mg/日）	推奨量	270	290	＋ 40	＋ 0
鉄（mg/日）月経なし	推奨量	6.5	6.5	初期＋2.5 中期・後期＋9.5	＋2.5

1） 身体活動レベルⅡの場合。
2） プロビタミンAカロテノイドを含まない。

（2）たんぱく質

　妊娠中のたんぱく質の付加量は蓄積量から算定される。たんぱく質の蓄積は，おもに胎児，胎盤などの胎児付属物に起こり，妊娠20週以降に顕著である。妊娠各期の推定平均必要量の付加量は，初期：0g／日，中期：5g／日，後期：20g／日である。推奨量の付加量は，初期：0g／日，中期：5g／日，後期：25g／日である。授乳期は泌乳のために推定平均必要量の付加量は15g／日，推奨量の付加量は20g／日とされている。

（3）脂質

　非妊婦と同様に，妊婦と授乳婦の脂質エネルギー比の目標量は20％以上30％未満である。青皮の魚などに多く含まれるn-3系多価不飽和脂肪酸のDHA（ドコサヘキサエン酸）やEPA（エイコサペンタエン酸）は，神経組織の構成

に必要であり，胎児，乳児の発育に重要な役割をもつ。なかでも DHA は脳の細胞膜に多く分布し，脳内の神経伝達の機能を正常に保つことが知られており，多く摂取することが望ましい。

(4) 無機質（ミネラル）

①カルシウム

　妊娠期は妊娠高血圧症候群等により，胎盤機能低下がある場合を除いて，また，授乳期にも食事摂取基準のカルシウム付加量はない。これは，妊娠中にカルシウムの吸収率が上昇すること，授乳中はカルシウムを多く摂取しても，母体の骨量減少は予防できないことが明らかにされたからである。しかし，日頃，カルシウム摂取量の少ない人もいることから，非妊娠時の推奨量650mg／日をめざして摂取することがすすめられる。

②鉄

　妊娠中は，基本的損失のほか，循環血液量の増加にともなう赤血球の増加，胎児，胎盤での必要量の増加により，鉄の必要量は増加する。食事摂取基準では，年齢区分の「月経なし」の値に対し，妊娠各期の推定平均必要量の付加量は，初期：2.0mg／日，中期・後期：8.0mg／日である。推奨量の付加量は，初期：2.5mg／日，中期・後期：9.5mg／日である。授乳中は泌乳量（780ml／日）であることから，母乳中の鉄の濃度を加味して，推定平均必要量には2.0mg／日を付加し，推奨量には2.5mg／日を付加する。

(5) ビタミン

①ビタミンA

　妊娠期は胎児へのビタミンAの蓄積量を付加する必要があるので，非妊娠時の推定平均必要量に60μgレチノール当量／日を，推奨量に80μgレチノール当量／日を付加している。器官形成期の妊娠初期にビタミンAを過剰摂取すると，胎児の形態異常の報告があり，上限量は2,700μgレチノール当量／日とされている。厚生労働省では，妊娠を希望する，または妊娠3か月以内の女性に対し，継続的なビタミンA（レチノール）の大量摂取に注意する勧告をしている。そこで，妊娠初期には，レチノールの多いレバー類，うなぎなどやビタミンAの栄養補助食品（サプリメント）の多量摂取は避けることが重要である。

②葉酸

　葉酸はビタミンB群の水溶性ビタミンで，欠乏症は巨赤芽球性貧血が知られている。また，葉酸は細胞の分化に重要な役割を果たしているために，細胞の分化が盛んな胎児にとって，必要不可欠な栄養素である。妊婦の付加量は200μg／日（推定平均必要量），240μg／日（推奨量），授乳婦の付加量は80μg／日（推定平均必要量），100μg／日（推奨量）とされている。葉酸は緑黄色野菜，果実，豆類，レバーなどの身近な食品に多く含まれている。

　受胎の前後に十分量の葉酸を摂取すると，無脳症や脊椎の癒合が完全に行なわれない二分脊椎などの神経管閉鎖障害のリスクを低減できることが，多くの研究から明らかにされている。そこで，2000年に厚生省（当時）より，「神経管閉鎖障害の発症リスク低減のための妊娠可能な年齢の女性等に対する葉酸の摂取に係る適切な情報提供の推進について」という通知が出された。その通知では，妊娠を計画している女性には，神経管閉鎖障害発症リスク低減のために，妊娠1か月以上前から妊娠3か月までの間，食品からの葉酸摂取に加えて，いわゆる栄養補助食品（サプリメント）から400μg／日の摂取をすすめることとされた。ただし，いわゆる栄養補助食品（サプリメント）は，その簡便性などから過剰摂取につながりやすいこともふまえ，医師の管理下にある場合を除き，葉酸摂取量は，1mg／日を超えないようにすることを合わせて情報提供することとされた。

3 ── 「妊産婦のための食生活指針」

(1)「妊産婦のための食生活指針」の基本的考え方

　「妊産婦のための食生活指針」が，「健やか親子21」推進検討会（食を通じた妊産婦の健康支援方策研究会）から2006（平成18）年2月に公表されている。指針の対象は妊産婦としているが，妊娠前からの食生活の重要性が再認識されることも視野に入れられている。また，保健医療従事者等の指導者が活用する際の参考になるよう，科学的な根拠に基づいた解説も加えられている。指針の骨格となる妊産婦の健康づくりのために望ましい食事については，「日本人の食事摂取基準（2005年版）」，「食事バランスガイド」を基にしている。

(2)「妊産婦のための食生活指針」の内容

　「妊産婦のための食生活指針」は，妊産婦が注意すべき食生活上の課題を明

表4-4　「妊産婦のための食生活指針」の項目（厚生労働省，2006）

- ・妊娠前から，健康なからだづくりを
  妊娠前にやせすぎ，肥満はありませんか。健康な子どもを生み育てるためには，妊娠前からバランスのよい食事と適正な体重を目指しましょう。
- ・「主食」を中心に，エネルギーをしっかりと
  妊娠期・授乳期は，食事のバランスや活動量に気を配り，食事量を調節しましょう。また体重の変化も確認しましょう。
- ・不足しがちなビタミン・ミネラルを，「副菜」でたっぷりと
  緑黄色野菜を積極的に食べて葉酸などを摂取しましょう。特に妊娠を計画していたり，妊娠初期の人には神経管閉鎖障害発症リスク低減のために，葉酸の栄養機能食品を利用することも勧められます。
- ・からだづくりの基礎となる「主菜」は適量を
  肉，魚，卵，大豆料理をバランスよくとりましょう。赤身の肉や魚などを上手に取り入れて，貧血を防ぎましょう。ただし，妊娠初期にはビタミンAの過剰摂取に気をつけて。
- ・牛乳・乳製品などの多様な食品を組み合わせて，カルシウムを十分に
  妊娠期・授乳期には，必要とされる量のカルシウムが摂取できるように，偏りのない食習慣を確立しましょう。
- ・妊娠中の体重増加は，お母さんと赤ちゃんにとって望ましい量に
  体の増え方は順調ですか。望ましい体重増加量は，妊娠前の体型によっても異なります。
- ・母乳育児も，バランスのよい食生活のなかで
  母乳育児はお母さんにも赤ちゃんにも最良の方法です。バランスのよい食生活で，母乳育児を継続しましょう。
- ・たばことお酒の害から赤ちゃんを守りましょう
  妊娠・授乳中の喫煙，受動喫煙，飲酒は，胎児や乳児の発育，母乳分泌に影響を与えます。禁煙，禁酒に努め，周囲にも協力を求めましょう。
- ・お母さんと赤ちゃんの健やかな毎日は，からだと心にゆとりのある生活から生まれます
  赤ちゃんや家族との暮らしを楽しんだり，毎日の食事を楽しむことは，からだと心の健康につながります。

らかにしたうえで，妊産婦に必要とされる食事内容とともに，妊産婦の生活全般，からだや心の健康にも配慮して，9つの項目から構成されている（表4-4）。健康づくりのために望ましい食事については，「何を」「どれだけ」食べたらよいかをわかりやすくイラストで示した「食事バランスガイド」に，妊娠期・授乳期に付加すべき（留意すべき）事項を加えた「妊産婦のための食事バランスガイド」が作成されており，食事の望ましい組み合わせや量が具体的に提示されている（図4-3）。

　また，妊娠期における望ましい体重増加量については，非妊娠時の体格区分別に「妊娠全期間を通しての推奨体重増加量」および「妊娠中期から末期における1週間あたりの推奨体重増加量」が示されている（表4-1，表4-2）。

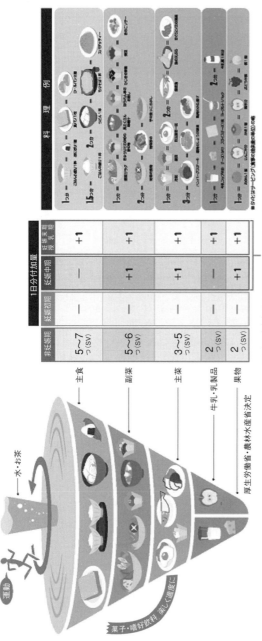

このイラストの料理例を組み合わせるとおよそ2,200kcal。非妊娠時・妊娠初期（20〜49歳女性）の身体活動レベル「ふつう（Ⅱ）」以上の1日分の適量を示しています。

食塩・油脂については料理の中に使用されているものであり、「コマ」のイラストとして表現されていませんが、実際の食事選択の場面で表示される際には食塩相当量や脂質も合わせて情報提供されることが望まれます。

非妊娠時・妊娠初期の1日分を基本とし妊娠中期・妊娠末期・授乳期の方はそれぞれの枠内の付加量を補うことが必要です。

厚生労働省及び農林水産省が食生活指針を具体的な行動に結びつけるものとして作成・公表した「食事バランスガイド」（2005年）に、食事摂取基準の妊娠期・授乳期の付加量を参考に一部加筆

図4-3 妊産婦のための食事バランスガイド（厚生労働省、2006）

<u>3</u> <u>節</u>　妊娠期にみられるおもなトラブルと栄養・食生活

1──つわり，妊娠悪阻

　妊婦の多くが妊娠初期に，食欲不振，悪心，嘔吐などの症状を呈するつわりを経験する。症状は妊娠週数が進むにつれて軽快することがほとんどである。

　しかし，一部の妊婦では，つわりの症状がひどくなり，頻回の嘔吐により，脱水症状や栄養障害，さらには意識障害を起こすことがある。このような状態を妊娠悪阻という。妊娠悪阻の場合，急性のビタミンB_1欠乏症からウェルニッケ（Wernicke）脳症をきたすことがある。ウェルニッケ脳症とは，眼球運動障害，失調性歩行，神経症状などをおもな症状とする疾患である。ビタミンB_1の補充により，多くの場合その症状は改善される。

＜栄養管理＞

①症状は比較的，朝の空腹時にみられることが多い。そこで，胃を空にしないように手軽につまめる食品を常備しておく。

②1回の食事量を少なくして，食べたいものを頻回摂取する。

③調理過程において発生するにおいにより気持ちの悪くなることもあるので，市販の惣菜，においの気にならない冷たいものなどを，上手に利用する。

④嘔吐が激しいときには脱水症になりやすいので，水分補給を心がける。

2──鉄欠乏性貧血

　妊娠に起因する貧血を妊娠性貧血という。わが国ではWHOの妊娠性貧血基準値により，ヘモグロビン値11.0g／dl未満，ヘマトクリット33.0％未満を妊娠性貧血の診断基準としている。妊娠性貧血の多くは鉄欠乏性貧血であるが，葉酸やビタミンB_{12}の欠乏によってもまれにみられることがあり，注意が必要である。妊娠中は月経の停止により，鉄の損失は少ないが，母体の生理的な循環血液量の増加，胎児の発育により，鉄の要求量は高まっている。妊娠中期から末期にかけてヘモグロビン値が低下するのは，血球成分よりも血漿成分の増大が著しいために起こる生理的な現象の一部である。鉄欠乏性貧血の症状としては，疲労を感じやすくなったり，息切れ，めまいなどが起こる。分娩時には，

微弱陣痛，遷延分娩，異常出血などが起こりやすい。

＜栄養管理＞

①鉄含有量が高い食品，鉄の吸収率の高い食品の摂取を心がける。レバー，肉類，魚などに含まれるヘム鉄は，大豆，野菜，卵などに含まれる非ヘム鉄に比べて吸収率が高い。ただし，レバーは鉄とともにビタミンAを多く含む。妊娠前から妊娠3か月までのビタミンAの過剰摂取は，胎児の形態異常発症率増加のリスクを高めることが知られているので，この時期はレバーの頻回多食は避ける。

②ヘモグロビンは鉄とたんぱく質が結合しているので，鉄とともにたんぱく質の摂取量も増やす。

③造血に必要な葉酸，ビタミンB_6，ビタミンB_{12}，銅，ならびに鉄の吸収促進作用のあるビタミンCを多く含む食品を摂取する。

3──低栄養・やせ

　妊娠前に「低体重（やせ）」であった人は，低出生体重児分娩や子宮内胎児発育遅延，切迫早産，貧血などのリスクが高い。また，妊娠前の体格にかかわらず妊娠中に体重増加が著しく少ない低栄養状態になると，貧血，早産，低出生体重児分娩などのリスクが高まる。さらに，低出生体重児は，将来，高血圧，

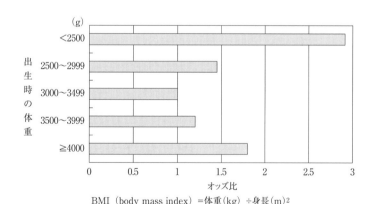

BMI（body mass index）＝体重(kg)÷身長(m)²

図4-4　出生時の体重と小学生の2型糖尿病発症（年齢・性別・BMI・家族歴調整）（Wei et al., 2003より改変）

心血管疾患，糖尿病などの生活習慣病発症のリスクが高い（図4-4）。これについて子宮内発育遅延がある新生児が，小児期に急速な成長を遂げる場合に，将来メタボリックシンドロームのリスクを有するとする胎児プログラミング仮説がある。さらに現在では，これをもとに発達期の環境に適応した子どもがその後の環境にマッチするかどうかが，成人期の健康に影響するというDevelopmental origins of health and disease（DOHaD）説が提唱されている。

＜栄養管理＞

①妊婦には，妊娠中の体重増加は生理的なものであること，また，体重増加が少ない場合には，低出生体重児誕生のリスクが増えることについて理解をうながす。この理解なしには，適正体重増加をめざした具体的な栄養指導を実施しても，対象者に受け入れられず，指導効果は期待できないことが多い。

②欠食を避け，多様な食品のなかから食べられるものを，できるだけ多種類選んで，栄養バランスのとれた食事をする。

③1回の食事量が少ない場合は，間食を食事の補いと位置づけ，食事でとりきれないエネルギーや栄養素を摂取する。

④少量であってもエネルギーや栄養素が，比較的多く摂取できる食材や調理法を選ぶ。その方法の一つに，油脂の摂取量を増やすことがある。たとえば，魚介類はできるだけ脂の含有量の多いものを選択したり，調理法は，蒸す，焼く調理法よりも，揚げる，炒める方法を用いる。

4 —— 肥満

妊娠前の体格にかかわらず，妊娠中の体重増加量が著しく多い場合には，妊娠高血圧症候群，妊娠糖尿病，分娩時の出血過多，巨大児分娩，帝王切開分娩などのリスクが高まる。非妊娠時の肥満の程度が高いほど，妊娠高血圧症行群の発症リスクは高いので，妊娠前から肥満は解消しておくことが望ましい。

妊娠期の肥満は出産後も残りやすく，経産回数が増すほど肥満度も増すことが多い。肥満は将来の糖尿病，高血圧症，高脂血症などの生活習慣病発症リスクを高める。そこで，適切な体重増加量以上に体重が増えることのないように肥満予防につとめることがたいせつである。

＜栄養管理＞

①朝食欠食，間食の過剰摂取，早食い，就寝時刻の遅延，夜食の摂取など，肥満になりやすい生活リズムを見直し，食事のリズムを整える。

②糖質，脂質は体脂肪になりやすいので控えめにし，胎児の発育に必要なたんぱく質，ビタミン，無機質は十分に摂取する。

③肉，魚は種類や部位により，また，牛乳も種類によって脂肪含有量が異なり，エネルギーもそれにより変動するので，食品の選択に留意する。

④同じ材料でも揚げる，炒める調理法よりも，蒸す，煮る調理法の方が，エネルギーが少ないので，調理法の選択に配慮する。

⑤適度な運動をしたり，家事に積極的に取り組んだりすることなどで，消費エネルギーを増やす。

5 ── 妊娠高血圧症候群

　従来，妊娠中毒症とされていたものの用語，定義，分類が2005年4月，日本産婦人科学会により見直され，妊娠高血圧症候群と名称が改められた。妊娠高血圧症候群の定義は，「妊娠20週以降，分娩後12週までに高血圧が見られる場合，または高血圧にタンパク尿を伴う場合のいずれかで，かつこれらの症状が単なる妊娠偶発合併症によらないものをいう」となり，浮腫は診断基準から除かれた。妊娠高血圧症候群の原因は不明であるが，母体の高年齢，肥満，高血圧の家系，妊娠高血圧症候群の既往，多胎妊娠などの場合に発症の危険性が高まる。

　妊娠高血圧症候群の症状のうちで，母児にとって影響が大きいのが高血圧である。血圧の管理が不十分な場合，肺水腫，子癇，母体の脳出血，児の胎内死亡，子宮内胎児発育遅延（IUGR），早産などの異常をきたすこともある。

＜栄養管理＞

① BMI別に妊娠中に適切な体重増加が得られるような食生活をめざす。具体的には，日本産科婦人科学会周産期委員会により，「妊娠中毒症の生活指導および栄養指導」（1998年）（表4-5）が公表されているので，それを参考にする。

6 ── 妊娠糖尿病，糖尿病合併妊娠

　妊娠中に初めてみつかった糖代謝異常は，妊娠糖尿病と妊娠時に診断された

表4-5　妊娠中毒症*の生活指導および栄養指導

生活指導	・安静 ・ストレスを避ける 予防には軽度の運動，規則正しい生活が勧められる。	
栄養指導（食事指導）	エネルギー（総エネルギー）	非妊時 BMI 24以下の妊婦：30kcal ×理想体重（kg）＋200kcal 非妊時 BMI 24以上の妊婦：30kcal ×理想体重（kg） 　（理想体重：非妊時の標準体重 BMI ＝22） 予防には妊娠中の適切な体重増加が勧められる： 　BMI（Body Mass Index）＝体重（kg）／身長（m）^{2} 　BMI ＜18では10〜12kg 増 　BMI 18〜24では7〜10kg 増 　BMI ＞24では5〜7kg 増
	食塩相当量	7〜8g/ 日程度に制限する（極端な塩分制限は勧められない）。 予防には10 g / 日以下が勧められる。
	水分	1 日尿量500ml 以下や肺水腫では前日尿量に500ml を加える程度に制限するが，それ以外は制限しない。口渇を感じない程度の摂取が望ましい。
	たんぱく質	理想体重×1.0g/ 日 予防には理想体重×1.2〜1.4g/ 日が望ましい。
	ビタミン・ミネラル等	動物性脂肪と炭水化物は制限し，高ビタミン食とすることが望ましい。予防には食事摂取カルシウム（1 日900mg）に加え，1〜2g/ 日のカルシウム摂取が有効との報告もある。また海藻中のカリウムや魚油，肝油（不飽和脂肪酸），マグネシウムを多く含む食品に高血圧予防効果があるとの報告もある。

注）重症，軽症ともに基本的には同じ指導で差し支えない。加重型ではその基礎疾患の病態に応じた内容に変更することが勧められる。
＊妊娠中毒症は2005年に妊娠高血圧症候群へ改められたが，本表は1998年の発表当時のままの表記としている。
資料：日本産科婦人科学会周産期委員会，1998より

　明らかな糖尿病に分類される。妊娠中は母体でインスリンの作用と拮抗するホルモンが増加し，胎盤ではインスリンの分解が起こり，母体のインスリン必要量は非妊娠時より増加する。そのために，非妊娠時には高血糖を呈さない者も，妊娠中は高血糖状態に陥る可能性がある。血糖管理が十分でないと，胎児が過成長し，巨大児になり，難産になりやすくなったり，形態異常児の出産リスクが高まったりする。妊娠糖尿病は，5〜10年後に糖尿病に進展していく可能性が高いので，分娩後も生活習慣などに注意する。
　一方，妊娠前から糖尿病と診断されている女性が妊娠した場合を糖尿病合併妊娠いう。妊娠により糖尿病の状態，とくにその合併症が悪化する可能性があるとともに，妊娠初期の高血糖により胎児の形態異常，流産のリスクが高まる。妊娠中期以降の高血糖は，胎児死亡，巨大児などが発生しやすい。そこで，糖尿病の女性が妊娠を希望する場合には，妊娠前から血糖管理し，主治医と相談のうえ，計画妊娠することがすすめられる。

＜栄養管理＞

①妊娠中は極端な食事制限は行なわず，妊婦としての適正なエネルギーと栄養素の確保につとめる。

②摂取エネルギーはおおよそ，25～30kcal×標準体重＋350kcal（付加量）とするが，個々人の肥満度，血糖値，合併症などを考慮して決定する。

③エネルギー比率を糖質50～60％，脂質20～30％，たんぱく質15～20％とする。脂質の摂取過多，嗜好品の過剰摂取による砂糖の摂りすぎに注意する。

④3回食で目標血糖値が維持できない場合には，各食事を2：1程度に分割し，1日6回食にして，食後の血糖値の上昇を緩やかにする。

4 節　母乳分泌と妊娠期・授乳期の食生活

1——母乳分泌の機序

　分娩にともない胎盤が娩出されると，血液中のエストロゲン，プロゲステロン濃度が急激に低下する。エストロゲンは，下垂体前葉から分泌されるプロラクチン（催乳ホルモン）の乳汁分泌促進作用を抑制しているが，エストロゲンの低下によりその抑制がなくなるので乳汁分泌が開始する。一方，哺乳刺激によりプロラクチンが増加すると，下垂体後葉から分泌されるオキシトシン（催乳ホルモン）が分泌され，乳汁の貯留した乳管壁とその周囲を収縮させて，乳汁を乳頭から射乳する。吸啜刺激（哺乳刺激）は，プロラクチンの分泌を刺激して乳汁分泌を維持させる。また，オキシトシンは子宮筋を収縮させて，子宮復古をうながす作用がある。

2——授乳期の食事と母乳分泌

　出産後は，母乳分泌や適度な運動により消費エネルギーを増大させ，出産後6か月を目安に標準体重に近づけるようにする。分娩による身体の消耗を補い，母乳分泌を継続できる状態を保つために，極端に食事を制限するのではなく，体重の変化を確認しながら，食事量を見直していく。

　母乳は母親の血液からつくられるので，母乳分泌を促進するためには，母親

の健康によい栄養バランスのとれた食事をとることが基本となる。

　なお，母乳中の必須脂肪酸は，食事由来からのみであり，母乳の必須脂肪酸組成は食事の脂肪酸組成を反映する。そこで，授乳期に必要な脂肪酸を摂取するためには，DHA や EPA やなどの n-3系脂肪酸が多く含まれるいわし，さば，にしん，ぶり，かつお，まぐろ，さけなどを食べることがすすめられる。

　また，母乳成分の約88％は水分であることから，授乳中は水分補給につとめる。食事には汁物などをつけ，食事以外にも水分の補給を心がける。

3——母乳への薬の影響

　母親が服用した薬は，ごく微量であるが母乳に分泌される。しかし，抗がん剤，特殊なホルモン剤，抗精神剤などを除けば，ほとんどの薬は乳児に悪影響を与えない。母親のなかには乳児への影響を恐れて服薬をためらい，病気を長引かせてしまう者もおり，その結果，育児に支障をきたす場合もある。そこで，服薬に際しては，医師に相談し，その指示に従うことが重要である。

4——妊娠期・授乳期の食物アレルギー予防について

　妊娠中の女性が食物アレルゲンを除去することで子どものアレルギー疾患の発症率が，低下するという説には科学的根拠はなく，妊娠中に食物制限をすることはすすめられない。それればかりか，妊娠中の食物制限は，妊婦の体重増加不良や胎児の成長障害をきたすこともある。また，授乳中の女性に対する食物アレルゲン除去も，乳児期以降を含めた長期的なアレルギー疾患の発症率には，関与していないとする報告が多く，食物制限は食物アレルギーの予防策として推奨されない。「食物アレルギー診療ガイドライン2016」による食物アレルギー発症予防に関するコンセンサスを示す（表4-6）。

　これらのことから，食物制限は母親の摂取した食物と子どもにアレルギー発症の因果関係が明白な場合に，治療として実施することが望ましい。母親の食事からアレルゲンとなる食品の除去を行なったり，授乳を中止し，加水分解乳を使用したりする場合もあるが，それらは医師の指導のもとに行なわれるものである。

表4-6　「食物アレルギー診療ガイドライン2016」のコンセンサス

項目	食物アレルギー診療ガイドライン2016としてのコメント
妊娠中や授乳中の母親の食物除去	食物アレルギーの発症予防のために妊娠中と授乳中の母親の食物除去を行なうことを推奨しない。食物除去は母体と児に対して有害な栄養障害をきたすおそれがある。
（完全）母乳栄養	母乳には多くの有益性があるものの，アレルギー疾患予防という点で完全母乳栄養が優れているという十分なエビデンスはない。
人工栄養	加水分解乳による食物アレルギーの発症予防には十分なエビデンスがない。
離乳食の開始時期	生後5〜6か月頃が適当（わが国の「授乳・離乳の支援ガイドライン2007」に準拠）であり，食物アレルギーの発症を心配して離乳食の開始を遅らせることは推奨されない。[1],[2]
乳児期早期からの保湿スキンケア	生後早期から保湿剤によるスキンケアを行い，アトピー性皮膚炎を30〜50%程度予防できる可能性が示唆されたが，食物アレルギーの発症予防効果は証明されていない。
プロバイオティクス/プレバイオティクス	妊娠中や授乳中のプロバイオティクスの使用が児の湿疹を減ずるとする報告はあるが，食物アレルギーの発症を予防するという十分なエビデンスはない。

出典：「食物アレルギーの診療の手引き2017」　小児期アレルギーの新規管理法の確立に関する研究（研究開発代表者　海老澤元宏）

1）　ピーナッツの導入を遅らせることがピーナッツアレルギーの進展のリスクを増大させる可能性が報告され，ピーナッツアレルギーの多い国では乳児期の早期（4〜10か月）からピーナッツを含む食品の摂取を開始することが推奨されている。Du Toit, et al. N Engl J Med 2015; 372: 803-13.

2）　ピーナッツ，鶏卵を生後3か月から摂取させることが，生後6か月以降に開始するよりも食物アレルギーの発症リスクを低減させる可能性が海外から報告された。Perkin MR, et al. N Engl J Med 2016; 374: 1733-43.

 研究課題

1．妊娠前から健康な体づくりをするために，食生活で気をつける点をあげてみよう。
2．妊娠後期，授乳期の1日の献立を立てて，実際に調理してみよう。
3．減塩食を実施するうえでの工夫すべき点をあげてみよう。

推薦図書

●『臨床栄養学』（改訂第3版）　中村丁次・川島由起子・外山健二（編）　南江堂
●『授乳・離乳の支援ガイド—実践の手引き』（2019年改訂版）　五十嵐隆（監）子ども家庭局母子保健課（編）　厚生労働省
●『新訂版やさしく学べる子どもの食』　堤ちはる・平岩幹男　診断と治療社

Column 3

母乳への嗜好品の影響

<たばこ>　たばこに含まれるニコチンはプロラクチン分泌を抑制する。さらに 1 日 4 本以上の喫煙をしている授乳婦は，非喫煙の授乳婦に比べ母乳分泌量は低下する（図 4-5）。さらにニコチンの直接的な影響として，乳児の嘔吐や下痢を起こす，脈拍が増加する，落ち着きのなさが現われるなどが指摘されている。また，両親の喫煙により SIDS（乳幼児突然死症候群）の発症リスクが，非喫煙家庭の約 5 倍に高まる。

　喫煙の害は，受動喫煙によってももたらされる。そこで，本人が禁煙することはもちろんであるが，家族などの周囲の人にも禁煙の協力を求めていくことが必要である。

<アルコール>　アルコールの血中濃度は，飲酒後30～60分後に最大になるといわれている。母体血中濃度の90～95%が母乳に検出され，飲酒量の約 2 %が母乳に移行する。また，飲酒が長期にわたったり，飲酒量が多かったりする場合には，プロラクチン濃度低下による母乳分泌量の低下がみられ，その結果，乳児の成長が抑制されたという報告もある。これらのことと乳児のアルコール処理能力は未熟であることから，授乳中は禁酒する。

<カフェイン>　カフェインを摂取後15～30分以内に母乳中のカフェイン濃度は最高値に達し，母乳を介して授乳婦の摂取量の約0.06～1.5%が乳児に移行する。授乳婦のコーヒーの多飲は，泌乳量の減少を招いたり，乳児がカフェインを摂取すると，興奮して眠れなくなることが報告されている。この量は，カフェイン量として300mg ／日に相当するという。

　授乳婦のカフェイン摂取量が800mg ／日以上になると，SIDS の発症率は非摂取した者に比べ，約 5 倍に増加することが報告されており，この点からもカフェインの摂取には注意が必要である。

　飲料などに含まれるカフェインの量を表 4-7 に示す。

表 4-7　飲料などに含まれるカフェインの量（栗原，2004）

品名	カフェイン量
レギュラーコーヒー（150ml）	60～180mg
紅茶（ティーバッグ，150ml）	25～50mg
日本茶（一番煎じ，湯呑み 1 杯）	30～50mg
コーラ（350ml）	約40mg
清涼飲料水（エナジードリンクなど 1 本）	数10～150mg 程度
眠気防止薬（1 錠）	約100mg

第5章
乳児期の授乳・離乳の
意義と食生活

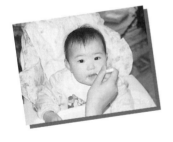

　乳児は母親のゆったりとした腕と温かい肌のぬくもりを感じながら抱かれ，母乳を飲み，満ち足りたときを過ごす。この精神的にも安定した状態をくり返すことにより，母親との絆が深まり，乳児は心身ともに健康に育つ。発育の速度が速いこの時期は体重あたりに必要とする食事摂取基準の値が月齢の小さくなるほど多くなる。近年，食事をはじめとする環境の変化や離乳開始が早くなったことから食物アレルギーなど，これまでにあまり見られなかった疾病が増加しつつある。

　乳児期の豊富な食事体験は情緒の安定と発達段階に合った食生活を確立できる。充実した食生活は健康の源となり，そのことが幼児期，学齢期そして成人期にいたるまでの望ましい食習慣につながると考えられている。本章では，乳児期の食生活を学習するために，まず乳児期栄養の特徴をはじめ，乳児栄養，離乳食の進め方や乳児期の栄養上の問題について理解する。

1 節　乳児期の心身の特徴と食生活の関係

1——乳児栄養の特徴

　乳児期は一生のうちで発育の最も旺盛な時期である。体重は出生後約1か月もの間に1kg増加し，3か月後には出生時の約2倍に，1年後には約3倍となる。身長は1年間で約1.5倍となり平均75cmほどになる。この時期は成長過程が急速なため，身体の大きさのわりには体重あたりの栄養素の消費量が著しく大きいことが特徴である。

　出生直後はエネルギー消費量，水分消費量も少ないが，1週間後には120kcal/kg，水分も120〜150ml/kg必要となる。初めの1週間は母乳の分泌量も少なく，新生児の吸啜力も小さいので要求量に満たないこともあるが，しだいに増加し，80〜100日前後にはその分泌量は最大となる。乳児期は消化機能が未発達なため，乳汁栄養を主とする。しかも，乳児期は自分で免疫体をつくる力や病気に対する抵抗力も弱いため，養育者や保育士は正しい栄養管理の知識を身につけるとともに適切な衛生管理の徹底を図らなければならない。

2——乳児期の栄養状態の評価と食生活

　乳児にとって毎日の食事が適切であるかを客観的に評価することは，健康状態を把握するためにも重要である。健康そうに見える乳児でも栄養素の欠乏が起こっていることもあるので，養育者や保育士は乳児の発育状況に留意しなければならない。身長・体重の定期的な計測は，発育が順調に進んでいる目安にもなる。さらに乳児の機嫌や食欲，便の回数や状態を観察することが肝要である。栄養状態がよい場合は，食欲も旺盛で活発な活動ができることから規則正しい生活を送ることができ，病気に対する抵抗力も備わりやすい。評価の方法には，身長，体重，胸囲の関係を示した厚生労働省乳幼児身体発育値（第3章表3-1参照）を利用するとよい。

2 節　乳汁栄養

　乳汁栄養は大きく分けて，母乳栄養，人工栄養，混合栄養がある。1970（昭和45）年ごろからは人工栄養が増加してきたが，現在では母乳栄養が母子ともによいことであるという，いわゆる母子相互作用の観点からも見直されてきている。もちろん人工栄養の成分も母乳に近づけるようにくふうされているので，母乳を与えることができない場合や母乳分泌が極めて少ない場合でも親子のスキンシップは十分にとることができるので心配することはない。

1——母乳栄養の意義と授乳法

　母乳は乳児にとって理想的な栄養摂取の方法である。分娩後の疲労もあるが，母乳栄養を確立させるためには，母子同室で乳児が泣いたときに乳首を吸わせることが重要であるといわれている。

　授乳方法には，乳児が泣いたときに吸わせる自律授乳法と授乳の時間を決めて与える規則的授乳法がある。分娩後しばらくは母乳の量も安定しないが，1か月を過ぎてくると母乳をほしがるリズムができ，3時間おきで1日に5〜6回の授乳になるのが一般的である。

　授乳は10分から15分で行なう。いつまでも乳首から離れない場合は母乳の不足も考えられる。母乳が不足している場合は，授乳の間隔が短く，授乳中もぐずることが多い。逆に授乳後も母乳が乳房に残っている場合は手で搾って処分する。なお，授乳については，その取り扱い等を含め基本的な考え方が2007（平成19）年に厚生労働省により「授乳・離乳ガイド」（授乳編）として策定されている。

＜授乳法＞
①母親はよく手を洗う。
②乳房を清潔なタオルやガーゼで拭清する。このとき，温かいタオルのほうが母乳の出がよい。
③乳児の口のまわりを清潔にする。
④膝の上にゆっくりと抱き，乳輪まで深く乳首をふくませる。
⑤授乳は片方ずつ飲ませる。

⑥授乳後は乳児を立て抱きにし，背中をやさしくたたいて排気をさせる。

2 ── 母乳の成分と哺乳量

　分娩後，最初の数日間に分泌される乳汁を初乳，分娩後6～7日ごろまでの分泌乳を移行乳，約10日後は成熟乳という。分娩後すぐに母乳を吸わせるが，2～3日の間は分泌量が少ない。それでも吸うという刺激を与え続けていると，だんだん哺乳量がふえてくる。分娩後3～5か月までに最大量800～1,000mlとなり，その後分泌量は減少していく。哺乳量は，哺乳前後の乳児の体重を測定し，その値を比較することで確認できる。初乳は成熟乳に比べると，たんぱく質，灰分が多いため，哺乳量が少量でも栄養分を十分に摂取することができる。初乳はラクトアルブミンやラクトグロブリン，感染防止作用のある免疫グロブリンA（IgA）やラクトフェリンに富んでいるので，新生児にはぜひ初乳を飲ませるようにしたい。表5-1に乳汁の成分組成（100ml中）を示した。

表5-1　乳汁の成分組成（100ml中）（井戸田ら，1994）

	初乳[1]	成熟乳[2]	牛乳[3]	牛乳[4]
全固形分（g）	12.7	12.1	11.3	
エネルギー（kcal）	65.7	65.7	59	67
たんぱく質（g）	2.13	1.11	2.9	3.3
脂肪（g）	3.22	3.64	3.2	3.8
糖質（g）	7.05	7.13	4.5	4.8（炭水化物）
灰分（g）	0.31	0.2	0.7	0.7
カルシウム（mg）	29.4	26.0	100	110
リン（mg）	16.8	13.6	90	93
鉄（mg）	0.05	0.03	0.1	Tr：0.02
ナトリウム（mg）	33.7	12.6	50	41
カリウム（mg）	73.8	48.7	150	150

1）分娩後3～5日の母乳，冬季および夏季の平均値
2）分娩後121～240日の母乳，冬季および夏季の平均値
3）四訂食品成分表
4）五訂食品成分表

3 ── 人工栄養と調乳法

　乳汁栄養は母乳栄養を基本とするが，母親の身体的理由や就業などの社会的理由のため，母乳を十分に与えられないことがある。このとき母乳以外の代替品で育てることを人工栄養という。人工栄養には育児用粉乳がおもに用いられ

ている。育児用粉乳は乳児の月齢に適するよう衛生面に考慮し，取り扱いには十分注意して調整しなければならない。この操作を調乳という。調乳法には無菌操作法と終末殺菌法がある。どちらの調乳法でも調乳前には必ず手指を洗浄し，細菌の汚染の排除をする。

さらに2007年，育児用調製粉乳中の Enterobacter sakazakii による乳幼児の髄膜炎や腸炎の発生の関係についての報告があることから世界保健機構（WHO）及び国連食糧農業機関（FAO）より「乳児用調製粉乳の安全な調乳，保存および取扱いに関するガイドライン」が作成，公表された。

(1) 家庭内の調乳

上記のガイドラインをもとに家庭で哺乳びんを使い，1回だけ行なう操作方法である。

<手順>

①手は石鹸できれいに洗浄する。

②調乳に必要なものを消毒する。哺乳びん，哺乳びんつかみ，温度計，粉乳についていた計量スプーン，ガーゼを鍋に入れ，かぶるように湯を入れ，5分間煮沸消毒する。乳首は3分ほどガーゼに包んで消毒する。

③上記の計量スプーンで必要な粉乳を量り，哺乳びんに入れる。

④沸騰後70℃以上に保った湯を出来上がり量の3分2入れる。

⑤やけどをしないように清潔なふきんなどを使い，哺乳びんをゆっくり回転させながら中身を溶かす。

⑥溶かしたら残りの湯を加え，手で扱わないように乳首をつけ，完全に溶かす。

⑦混ざったら直ちに流水にあてるか，冷水または氷水で冷やし，授乳できる温度になるまで冷やす。このとき，中身を汚染させないように（キャップに水がかからないように）注意する。

⑧調乳後2時間以内に使用しなかった乳は破棄する。

(2) 医療環境の調乳

調乳した乳は1回で消費してしまうことが望ましいが，病院や託児所など集団の環境において，事前に大量に準備しなければならない場合がある。そのときは，多くとも1リットル以下で，高温の液体にも安全であり，食品用の材料でつくられた容器で調乳する。

調乳の基本的な操作は上記に示した家庭内の調乳の手順でよいが，容器で調乳する場合は，滅菌したスプーンで粉乳を溶かし，コップや哺乳びんに分注する。また，調乳後は家庭内の調乳と同様に短時間で冷却し，授乳する。しかし，授乳できない場合は蓋つきの容器に入れ，5℃以下の冷蔵庫に直ちに保存する。庫内の温度管理を行ないながら24時間以内に消費する。

調乳後の乳を運搬する場合も乳の温度など衛生面に注意が必要である。再加熱する場合は電子レンジを使わずに15分以内に適温にする。再加熱して2時間経った乳は破棄する。医療機関等で大量に調乳する場合，取り扱い方によっては調乳後の保存および運搬，再加熱と有害細菌の増殖する状態にさらされやすいため，細心の注意が必要である。

4 ── 混合栄養

母乳の不足や母親の仕事の都合上，やむを得ず母乳を与えることができないときにその不足分を人工栄養で置き換えて栄養することを混合栄養という。母乳栄養から急に人工栄養に変えた場合，乳児は乳首やミルクの味がいつもと違うことがわかると，嫌がって飲まないことがある。母親が育児休業後に社会復帰をしようとする場合は，1日のうち1回は人工乳にし，哺乳瓶の乳首と人工乳を少しずつ慣らしておくとスムーズに移行しやすい。また，母乳の回数が少なくなると母乳の分泌も自然と悪くなるため，母乳の回数に注意する。母乳栄養は理想的な栄養摂取の方法であるが，母親の都合によりやむを得ず，人工栄養や混合栄養になることもある。人工栄養も最近はその成分も母乳に近づいているので，授乳の際にはスキンシップを十分にとるようにする。

3 節 離乳の意義とその実践

乳汁をおもな栄養源として成長していく乳児は，急速な成長にともないエネルギーやたんぱく質など，成長に必要な栄養素が不足するために，固形食を摂取するようになる。

なお，離乳の基準に関しては，改定「離乳の基本」が1995（平成7）年に厚生省（現厚生労働省）から公示されたが，10年以上が経過し，見直しの必要が

でてきた。離乳食の開始・進行は授乳との関連も深く，2007（平成19）年に
「授乳・離乳の支援ガイド」が策定され，その「離乳編」が基準となったが，
見直しとともに内容が検討され，2019年に改訂された（表5-2）。

1——離乳と離乳食

　離乳とは乳汁を栄養としていた段階から，固形物に移行していく過程をいい，
その際，用いる食事が離乳食である。

　離乳食は乳児が初めて口にする食品ばかりであるから，嫌がったり，うまく
食べることができなかったりすることもある。反対に新しい食べ物に興味を示
し，たくさん食べる乳児もいる。乳児の食物に対する興味を損なわないように，
与えるときも言葉をかけながら落ち着いた雰囲気のなかで食べさせることが望
ましい。

2——離乳の開始と完了

　離乳の開始は満5か月ごろを目安としていたが今回の改定で5，6か月ごろ
が適当とされた。発達の目安としては首がすわっている，支えがあるとすわれ
る。食物に興味を示す，スプーンを口に入れても舌で押し出すことが少なくな
るなどがあげられている。

　最初はなめらかにすりつぶした状態の食物を与え，形のあるものを噛みつぶ
せ，母乳または育児用粉乳以外の食べ物から大部分の栄養素を摂取できるよう
になった状態を離乳の完了といい，時期は12か月～18か月ごろである。

　これまで離乳を開始する準備段階（離乳準備期）として，果汁や野菜スープ
をスプーンで与えることを行ってきたが，早い時期の離乳は乳汁の摂取量の減
少や栄養学的な意義が認められない，哺乳反射の減弱からもスプーンの使用は
離乳開始以降でよいこととなった。

3——離乳食のすすめ方・与え方

　「授乳・離乳の支援ガイド」に提示されている「離乳食の進め方の目安」を
参考に与えるとよい（表5-2）。

表 5-2　「授乳・離乳の支援ガイド」離乳編（厚生労働省，2019より抜粋）

1　離乳の支援に関する基本的考え方

　離乳とは，成長に伴い，母乳又は育児用ミルク等の乳汁だけでは不足してくるエネルギーや栄養素を補完するために，乳汁から幼児食に移行する過程[1]をいい，その時に与えられる食事を離乳食[2]という。

　この間に子どもの摂食機能は，乳汁を吸うことから，食物をかみつぶして飲み込むことへと発達する。摂取する食品の量や種類が徐々に増え，献立や調理の形態も変化していく。また摂食行動は次第に自立へと向かっていく。

　離乳については，子どもの食欲，摂食行動，成長・発達パターン等，子どもにはそれぞれ個性があるので，画一的な進め方にならないよう留意しなければならない。また，地域の食文化，家庭の食習慣等を考慮した無理のない離乳の進め方，離乳食の内容や量を，それぞれの子どもの状況にあわせて進めていくことが重要である。

　一方，多くの親にとっては，初めて離乳食を準備し，与え，子どもの反応をみながら進めることを体験する。子どもの個性によって一人ひとり，離乳食の進め方への反応も異なることから，離乳を進める過程で数々の不安や課題を抱えることも予想される。授乳期に続き，離乳期も母子・親子関係の関係づくりの上で重要な時期にある。そうした不安やトラブルに対し，適切な支援があれば，安心して離乳が実践でき，育児で大きな部分を占める食事を通しての子どもとの関わりにも自信がもてるようになってくる。

　離乳の支援にあたっては，子どもの健康を維持し，成長・発達を促すよう支援するとともに，授乳の支援と同様，健やかな母子，親子関係の形成を促し，育児に自信がもてるような支援を基本とする。特に，子どもの成長や発達状況，日々の子どもの様子をみながら進めること，無理させないことに配慮する。また，離乳期は食事や生活リズムが形づくられる時期でもあることから，生涯を通じた望ましい生活習慣の形成や生活習慣病予防の観点も踏まえて支援することが大切である。この時期から生活リズムを意識し，健康的な食習慣の基礎を培い，家族等と食卓を囲み，共に食事をとりながら食べる楽しさの体験を増やしていくことで，一人ひとりの子どもの「食べる力」を育むための支援[3]が推進されることを基本とする。なお，離乳期は，両親や家族の食生活を見直す期間でもあるため，現状の食生活を踏まえて，適切な情報提供を行うことが必要である。

2　離乳の支援の方法

　(1) 離乳の開始

　離乳の開始とは，なめらかにすりつぶした状態の食物を初めて与えた時をいう。開始時期の子どもの発達状況の目安としては，首のすわりがしっかりして寝返りができ，5秒以上座れる，スプーンなどを口に入れても舌で押し出すことが少なくなる（哺乳反射[4]の減弱），食べ物に興味を示すなどがあげられる。その時期は生後5～6か月頃が適当である。ただし，子どもの発育及び発達には個人差があるので，月齢はあくまでも目安であり，子どもの様子をよく観察しながら，親が子どもの「食べたがっているサイン」に気がつくように進められる支援が重要である。

　なお，離乳の開始前の子どもにとって，最適な栄養源は乳汁（母乳又は育児用ミルク）であり，離乳の開始前に果汁やイオン飲料[5]を与えることの栄養学的な意義は認められていない。また，蜂蜜は，乳児ボツリヌス症[6]を引き起こすリスクがあるため，1歳を過ぎるまでは与えない。

　(2) 離乳の進行

　離乳の進行は，子どもの発育及び発達の状況に応じて食品の量や種類及び形態を調整しながら，食べる経験を通じて摂食機能を獲得し，成長していく過程である。食事を規則的に摂ることで生活リズムを整え，食べる意欲を育み，食べる楽しさを体験していくことを目標とする。食べる楽しみの経験としては，いろいろな食品の味や舌ざわりを楽しむ，手づかみにより自分で食べることを楽しむといったことだけでなく，家族等が食卓を囲み，共食を通じて食の楽しさやコミュニケーションを図る，思いやりの心を育むといった食育の観点も含めて進めていくことが重要である。

　(3) 離乳の完了

　離乳の完了とは，形のある食物をかみつぶすことができるようになり，エネルギーや栄養素の大部

分が母乳又は育児用ミルク以外の食物から摂取できるようになった状態をいう。その時期は生後12か月から18か月頃である。食事は1日3回となり，その他に1日1～2回の補食を必要に応じて与える。母乳又は育児用ミルクは，子どもの離乳の進行及び完了の状況に応じて与える。なお，離乳の完了は，母乳又は育児用ミルクを飲んでいない状態を意味するものではない。

食べ方は，手づかみ食べで前歯で噛み取る練習をして，一口量を覚え，やがて食具を使うようになって，自分で食べる準備をしていく。

(4)　食品の種類と調理
ア　食品の種類と組合せ

与える食品は，離乳の進行に応じて，食品の種類及び量を増やしていく。

離乳の開始は，おかゆ（米）から始める。新しい食品を始める時には離乳食用のスプーンで1さじずつ与え，子どもの様子をみながら量を増やしていく。慣れてきたらじゃがいもや人参等の野菜，果物，さらに慣れたら豆腐や白身魚，固ゆでした卵黄など，種類を増やしていく。

離乳が進むにつれ，魚は白身魚から赤身魚，青皮魚へ，卵は卵黄から全卵へと進めていく。食べやすく調理した脂肪の少ない肉類，豆類，各種野菜，海藻と種類を増やしていく。脂肪の多い肉類は少し遅らせる。野菜類には緑黄色野菜も用いる。ヨーグルト，塩分や脂肪の少ないチーズも用いてよい。牛乳を飲用として与える場合は，鉄欠乏性貧血の予防の観点から，1歳を過ぎてからが望ましい。

離乳食に慣れ，1日2回食に進む頃には，穀類（主食），野菜（副菜）・果物，たんぱく質性食品（主菜）を組み合わせた食事とする。また，家族の食事から調味する前のものを取り分けたり，薄味のものを適宜取り入れたりして，食品の種類や調理方法が多様となるような食事内容とする。

母乳育児の場合，生後6か月の時点で，ヘモグロビン濃度が低く，鉄欠乏を生じやすいとの報告がある。また，ビタミンD欠乏[7]の指摘もあることから，母乳育児を行っている場合は，適切な時期に離乳を開始し，鉄やビタミンDの供給源となる食品を積極的に摂取するなど，進行を踏まえてそれらの食品を意識的に取り入れることが重要である。

フォローアップミルクは母乳代替食品ではなく，離乳が順調に進んでいる場合は，摂取する必要はない。離乳が順調に進まず鉄欠乏のリスクが高い場合や，適当な体重増加が見られない場合には，医師に相談した上で，必要に応じてフォローアップミルク[8]を活用すること等を検討する。

イ　調理形態・調理方法

離乳の進行に応じて，食べやすく調理したものを与える。子どもは細菌への抵抗力が弱いので，調理を行う際には衛生面に十分に配慮する。

食品は，子どもが口の中で押しつぶせるように十分な固さになるよう加熱調理をする。初めは「つぶしがゆ」とし，慣れてきたら粗つぶし，つぶさないままへと進め，軟飯へと移行する。野菜類やたんぱく質性食品などは，始めはなめらかに調理し，第に粗くしていく。離乳中期頃になると，つぶした食べ物をひとまとめにする動きを覚え始めるので，飲み込み易いようにとろみをつける工夫も必要になる。

調味について，離乳の開始時期は，調味料は必要ない。離乳の進行に応じて，食塩，砂糖など調味料を使用する場合は，それぞれの食品のもつ味を生かしながら，薄味でおいしく調理する。油脂類も少量の使用とする。

離乳食の作り方の提案に当たっては，その家庭の状況や調理する者の調理技術等に応じて，手軽に美味しく安価でできる具体的な提案が必要である。

(5)　食物アレルギーの予防について
ア　食物アレルギーとは

食物アレルギーとは，特定の食物を摂取した後にアレルギー反応を介して皮膚・呼吸器・消化器あるいは全身性に生じる症状のことをいう。有病者は乳児期が最も多く，加齢とともに漸減する。食物アレルギーの発症リスクに影響する因子として，遺伝的素因，皮膚バリア機能の低下，秋冬生まれ，特定の食物の摂取開始時期の遅れが指摘されている。乳児から幼児早期の主要原因食物は，鶏卵，牛乳，小麦の割合が高く，そのほとんどが小学校入学前までに治ることが多い。

食物アレルギーによるアナフィラキシーが起こった場合，アレルギー反応により，じん麻疹などの

皮膚症状，腹痛や嘔吐などの消化器症状，ゼーゼー，息苦しさなどの呼吸器症状が，複数同時にかつ急激に出現する。特にアナフィラキシーショックが起こった場合，血圧が低下し意識レベルの低下等がみられ，生命にかかわることがある。

　イ　食物アレルギーへの対応

　食物アレルギーの発症を心配して，離乳の開始や特定の食物の摂取開始を遅らせても，食物アレルギーの予防効果があるという科学的根拠はないことから，生後5～6か月頃から離乳を始めるように情報提供を行う。

　離乳を進めるに当たり，食物アレルギーが疑われる症状がみられた場合，自己判断で対応せずに，必ず医師の診断に基づいて進めることが必要である。なお，食物アレルギーの診断がされている子どもについては，必要な栄養素等を過不足なく摂取できるよう，具体的な離乳食の提案が必要である。

　子どもに湿疹がある場合や既に食物アレルギーの診断がされている場合，または離乳開始後に発症した場合は，基本的には原因食物以外の摂取を遅らせる必要はないが，自己判断で対応することで状態が悪化する可能性も想定されるため，必ず医師の指示に基づいて行うよう情報提供を行うこと。

　(6)　離乳食の進め方の目安

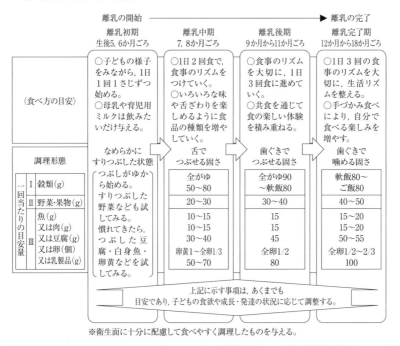

※衛生面に十分に配慮して食べやすく調理したものを与える。

1）離乳の完了は，母乳または育児用ミルクを飲んでいない状態を意味するものではない。
2）WHOでは「Complementary Feeding」といい，いわゆる「補完食」と訳されることがある。
3）参考資料6　楽しく食べる子どもに～食からはじまる健やかガイド～（厚生労働省「授乳・離乳の支援ガイド」2019年）
4）哺乳反射は，原始反射であり，探索反射，口唇反射，吸啜反射等がある。生まれた時から備えもつ乳首を取りこむための不随意運動で，大脳の発達とともに減少し，生後5～7か月頃に消失する。
5）イオン飲料の多量摂取による乳幼児のビタミンB1欠乏が報告されている。授乳期及び離乳期を通して基本的に摂取の必要はなく，必要な場合は，医師の指示に従うことが大切である。

4 ──離乳食調理の実際

　離乳食は栄養素の摂取はもちろんであるが，衛生的に乳児が安心して食べられる状態にしておくことが基本となる。器具の消毒や調理する側の衛生面も気をつけなければならない。

(1) 生後5，6か月ごろ（→表5-3参照）

(2) 生後7，8か月ごろ（→表5-4参照）

(3) 生後9か月から11か月ごろ（→表5-5参照）

(4) 生後12か月から18か月ごろ（→表5-6参照）

(5) ベビーフード

　2015（平成27）年乳幼児栄養調査において，7割以上の保護者は離乳食について困ったことがあり，特に「作るのが負担，大変」と回答した保護者が3人に1人の割合でみられた。「2018年ベビーフード統計」では出生数の減少に対し，生産金額の伸びが大きく，利用度は大きくなっている。ベビーフードは「日本ベビーフード協議会」の自主規格において製造および販売され，水やお湯を加えて食べることができるドライタイプのものと瓶詰めやレトルトなどウェットタイプの2種類がある。ベビーフードを利用するときの留意点は月齢に合わせたものや離乳食を手作りするときの参考および料理に変化をつけたいときなど用途に応じて，そして栄養バランスを考えて選ぶことである。また，一度開封したものはできるだけ早く使い切るようにし，食べ残しをしない。

6）参考資料8　乳児ボツリヌス症について（厚生労働省「授乳・離乳の支援ガイド」2019年）

7）ビタミンD欠乏によるくる病の増加が指摘されている。ビタミンD欠乏は，ビタミンD摂取不足のほか日光照射不足があげられる。

8）フォローアップミルクの鉄含有量（6商品平均9.0mg/100g）は育児用ミルク（平均6.5mg/100g）の約1.4倍である。

表5-3　生後5，6か月ごろの献立例

時間	献立名	材料名	分量（g）
6時	母乳または育児用粉乳	乳	200
10時	つぶしがゆ	10倍がゆ	30
	ほうれんそうペースト	ほうれんそうの葉先	10
	豆腐ペースト	豆腐 だし汁	20 適量
	母乳または育児用粉乳	乳	160
12時	果汁	りんご（絞って）	20
14時	母乳または育児用粉乳	乳	200
18時	母乳または育児用粉乳	乳	200
22時	母乳または育児用粉乳	乳	200

エネルギー：674kcal　たんぱく質：16.7g　脂質：34.0g　カルシウム：473mg

表5-4　生後7，8か月ごろの献立例

時間	献立名	材料名	分量（g）
6時	母乳または育児用粉乳	乳	200
10時	卵がゆ	米 水 卵黄	15 105 10
	野菜の柔らか煮	じゃがいも にんじん たまねぎ だし汁	20 10 5 80
	母乳または育児用粉乳	乳	80
12時	りんごとさつまいもの マッシュ	りんご さつまいも	20 20
14時	母乳または育児用粉乳	乳	200
18時	白身魚のクリーム煮	白身魚 マカロニ たまねぎ バター 小麦粉 牛乳 スープ	20 10 10 2 3 30 40
	つぶしかぼちゃ	かぼちゃ バター	30 1
	母乳または育児用粉乳	乳	80
22時	母乳または育児用粉乳	乳	200

エネルギー：819kcal　たんぱく質：23.1g　脂質：36.1g　カルシウム：439mg

表5-5　生後9か月から11か月ごろの献立例

時間	献立名	材料名	分量（g）
6時	母乳または育児用粉乳	乳	200
10時	五目うどん	うどん（乾）	20
		ふ	1
		にんじん	5
		大根	5
		しいたけ	4
		細ねぎ	1
		だし汁	60
		しょうゆ	1
	かぼちゃの含め煮	かぼちゃ	50
		鶏ひき肉	10
		だし汁	60
		砂糖	2
		しょうゆ	1
		油	1
	刻みトマト	トマト	20
	母乳または育児用粉乳	乳	50
12時	つぶしバナナ	バナナ	50
		砂糖	1
14時	フレンチトースト	パン	25
		牛乳	30
		砂糖	2
		卵	20
		バター	3
	ヨーグルトサラダ	バナナ	20
		みかん	10
		トマト	20
		ヨーグルト	20
	母乳または育児用粉乳	乳	50
18時	7倍がゆ	米	120
		水	135
	みそ汁	だし汁	80
		みそ	5
		たまねぎ	5
		キャベツ	5
	炒り豆腐	豆腐	50
		にんじん	10
		さやえんどう	5
		卵	20
		砂糖	1
		しょうゆ	1
		油	1
	母乳または育児用粉乳	乳	50
22時	母乳または育児用粉乳	乳	200

エネルギー：924kcal　たんぱく質：29.6g　脂質：34.5g　カルシウム：447mg

表5-6　生後12か月から18か月ごろの献立例

時間	献立名	材料名	分量（g）
朝	軟飯	軟飯	100
	野菜スープ	スープ	50
		たまねぎ	10
		ブロッコリー	5
		トマト	10
		ハム	3
	トマトオムレツ	卵	30
		塩	0.2
		砂糖	3
		バター	2
		トマト	20
10時	牛乳	牛乳	200
昼	スパゲティミートソース	スパゲティ	30
		鶏ひき肉	10
		たまねぎ	5
		にんじん	5
		グリーンピース	3
		小麦粉	3
		バター	2
		トマトピューレー	10
		砂糖	2
		塩	0.3
		粉チーズ	1
	ゆで卵	卵	10
	ポテトサラダ	じゃがいも	20
		にんじん	5
		きゅうり	5
		ハム	10
		マヨネーズ	5
	果物	りんご	50
15時	牛乳	牛乳	100
	果物	バナナ	50
夕	軟飯	軟飯	90
	魚のピカタ	白身魚	30
		卵	5
		パセリ	0.1
		小麦粉	2
		油	1
	付け合せ	ブロッコリー	15
		じゃがいも	25
		トマト	20
	ごま和え	ほうれんそう	30
		しょうゆ	2
		ごま	2
		だし汁	2

エネルギー：1,038kcal　たんぱく質：40.4g　脂質：32.9g　カルシウム：434mg

4 節　乳児期の栄養上の問題と健康への対応

1──ミルク嫌い・食欲不振

　ミルク嫌い・食欲不振の原因は一つとは限らず，乳児の環境の変化や体調および発育・発達にともないなんらかの原因で起こる。たとえばこれまで母乳のみを飲んできた乳児をミルクで育てることに移行したいときに乳首が変わったことや，またミルクのメーカーが代わっても起こる。保育者は無理にミルクを与えず，乳児が何に興味をもっているのか，機嫌はよいのか，体調はよいのかを見極めることが必要となる。無理に与えようとするとかえってそのことがよくない経験となり，長引くことがあるので注意したい。しかし，いつも機嫌が悪く食べたがらない，発熱している，発育の状態がよくないといった場合は医療機関にかかる必要がある。

2──咀嚼・嚥下等の問題点

　離乳は完了するまでその段階に応じて乳児が十分に食物を咀嚼・嚥下しているか否か，保育者はその状態を観察しておかなければならない。よく食べていると思っても，乳児は，与えられた食物を咀嚼せずに丸呑みにしてしまうことがある。それは食事を与えるときの量や速さにも問題がある。また，唇をうまく閉じることができるようになるまでは，食物がこぼれることが多い。口を閉じることができるようになると食物と唾液が混じりあい，嚥下がうまくできるようになる。離乳期はさまざまな味を経験するときであるから，しっかり咀嚼することで食べ物の味を学習し，満腹感も得られる。また，洋風料理は脂質が多くやわらかいため和食のほうが肥満予防のためにもよいと考えられる。乳児の舌や口の動きをよく観察し，閉じ方，顎の動かし方にあった離乳を進めていくことがたいせつである。

3──乳汁と離乳食のバランス

　離乳前期から乳汁を主体とし，少しずつ離乳食を与えるが，初期の段階からたくさん食べるからと離乳食に偏るのは好ましくない。それぞれの離乳の段階

に合った栄養素を摂取するためにも乳汁と離乳食のバランスには気をつけることが必要である。母乳を欲しがるからといつまでも与えていると，母乳で満腹となり離乳食が食べられず栄養失調を招きやすいので注意しなければならない。

4──食物アレルギー

　食物アレルギーは生体反応のひとつで，生体内に抗原（アレルゲン）が取り込まれると，それに対する抗体ができる。とくに「小麦・そば・卵・牛乳・落花生」は発症数が多いこともあり，食品衛生法で表示義務化されている。乳児期のアレルギーは即時型食物アレルギーであることが多く，学齢期までに自然寛解することが多い。しかし離乳期の早期離乳開始による湿疹や喘鳴の出現頻度が増加した一方，卵や牛乳の開始を遅らせた群で5歳半の湿疹のリスクが高くなるという報告もある。乳児の消化・吸収の機能を十分理解し，離乳食を与えることがアレルギーの予防にもつながる。

　そのほか，食品添加物や農薬によるものや地球の環境の変化もアレルギーを引き起こしているのではないかと考えられている。アレルギーの症状としては，発疹やじんましん，呼吸困難や喘息などがあげられる。対策としては，アレルゲンとなる食品を除去する方法があるが，医師の指導のもとに行なわれなければならない。

 研究課題────────────────────────

1．母乳栄養の利点と混合栄養の注意点を考えてみよう。
2．離乳が必要な理由を考えてみよう。
3．市販のベビーフードの価格と種類を調べてみよう。

Book 推薦図書────────────────────────

●『「食」と「こころ」─子どもの食生活を育てる』　菅野廣一　学建書院
●『和の離乳食─本物の味を赤ちゃんから』　野崎洋光　日本放送出版協会

Column 4

生まれたときから始まっている味覚教育
—赤ちゃんは味がわかるの？

　母乳を与える母親の食べるものが変わると乳汁の味も変わるといわれているが，赤ちゃんは母乳の味がわかるのであろうか。授乳中の母親がお酒を飲み，赤ちゃんにおっぱいをあげると，顔を赤らめる赤ちゃんがいる。赤ちゃんは生まれたときから母親のおっぱいの味を覚え，与えられた食事を経験し，食の教育を自然と身につけることになる。正しい食に対する知識を身につけさせることは子どもの健康の保持・増進につながることから，食事を与える保育者等はたいせつな役割を担っている。

　ヘニング（Henning）は食べ物の味を甘味・塩味・苦味・酸味の4つに分類した。これを味の4原味説という。しかし，この4つの味だけでは，表現できないもうひとつの味があることがわかった。これをうまみという。うまみは東京大学の池田菊苗によってだし昆布に含まれている成分（グルタミン酸ナトリウム）から発見された。このうまみを追加して5基本味とよんでいる。私たちの舌の上には乳頭が存在し，そのなかにある味蕾で味を感知している。味蕾は大人では約9,000個，舌以外の口腔にも味蕾が約2,600個あり，毎日少しずつ新しいものと入れ替わっている。

　新生児にスクロース液を与えると顔がゆるみ飲む行動をする。酢酸溶液やキニーネ溶液を与えると，口をすぼめ溶液を飲むことを拒否する。うまみ物質の入っていないスープを与えるとむしろいやな表情をするが，これにグルタミン酸ナトリウムを入れるとスクロースと同じように好んで飲むようになるという報告がある（栗原，1999）。乳児にも味蕾は存在しており，その数は大人よりも多いといわれている。味蕾で感知された味の情報は味神経を介して大脳に伝えられる。口にした食べ物が美味しく安心できるものであれば，乳児は食べ物を見ただけで欲しがるようになる。そして，このくり返しにより食生活の習慣が生まれる。味蕾は年齢とともに衰えることと，味蕾の数から考えると，乳児は大人よりも味を強く感じていると考えられる。つまり，離乳食に塩味を加えないと大人にとっては物足りない味つけなのだが，味を薄くしても乳児は十分に味わっていると思われる。さらに乳児の腎機能も考慮すると薄味が望ましいことがわかる。これらのことを考えると素材の味を十分に引き出した離乳食を経験すること，言い換えると味覚教育を生まれたときから行なうことが今後の食生活のたいせつな基礎となるのではないか。

第6章

幼児期の心身の発達と食生活

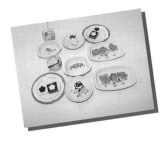

　幼児期は乳児期に次いで成長が盛んである。運動機能も成熟し，行動も活発になる。さらに知的能力の発達もめざましくそれにともない，感情の表現，自己主張なども現われてくる時期である。

　食事は，健康の保持・増進，成長・発達に必要であるばかりでなく，生活のなかでの喜びや楽しみであり，潤いを与え，情緒を育てるメインイベントでもある。さらに社会性を養うなどその役割は大きい。3食規則正しくとる習慣をしっかり身につけ，栄養バランスのとれた食事を家族や友だちといっしょに食べるなど，豊かな食体験をさせ，望ましい食事観を育成することがたいせつである。

　食育基本法が施行され，食育は国民運動として推進されることになった。幼児期では，多角的な取り組みができる家庭，保育所が食育推進のための拠点と考えられる。

1 節 幼児期の心身の特徴と食生活の関係

　幼児期の食事は，大人の食事に移行する時期である。最近では，栄養状況は
よくなっているものの，食事の偏りをはじめ，生活，食事のリズムの乱れや，
外食，孤食，朝食の欠食，家族団欒の食事の減少など食事のたいせつさ，好ま
しい食習慣，食事のけじめ，感謝の気持ちが薄れているなど，さまざまな問題
が指摘されている。

　毎日の食事は，身体発育に十分な栄養を与えるとともに，潤いのある楽しい
食事とすることでマナーや好ましい食習慣を身につけていくことのできるよい
機会である。

　このため，幼児期の食事はたんに栄養の摂取を目的とするだけでなく生活の
視点からとらえ，子どもの発達をうながす場として考えていくことがたいせつ
である。

1——幼児の発達的特徴と食生活

(1) 身体発育

　乳児期に引き続き成長・発達のさかんな時期である。乳児期と異なり，体重
の増加に比べ，身長の伸びのほうが大きい。外見上やせた印象を受け，体型は
細長く見える。発育は体，四肢がとくに旺盛で，骨格・内臓の発達も著しい時
期である。したがってこの時期における食生活の良否が発育に大きく影響する。

(2) 精神発達

　精神発達の最も著しいのは情緒の発達であり，知能・社会性などの精神活動
が旺盛なときである。生涯の基本的な生活習慣の基礎が確立される時期でもあ
り，生活習慣のひとつとしての「食事のしつけ」がたいせつである。

　自我が芽ばえて反抗的な行動をとったりすることもあるが，理に合わないと
きには注意し，がまんすることも覚えさせる必要がある。

(3) 活動

　歩行，走る，跳ぶなど活動的機能の向上が目覚しく，行動が活発になり，運
動量も多くなる。日常生活に必要なことが自分でできるようになる。行動範囲
が広がり活動量が増加しエネルギーの必要量がます。

(4) 咀嚼機能

　2歳ごろまでは諸器官の発達はまだ未熟で，とくに，成人と同じような硬い食物を咀嚼することは不可能である。このため，調理の際には摂食可能な調理法についての配慮が必要である。咀嚼は脳を刺激し，脳細胞を活性化するといわれている。噛むという行動は，食物を味わい，情緒を安定させる役割もある。周囲の者の上手な指導により，よく噛んで食べる習慣を身につけさせる。そして同時に歯の清潔も習得させることがたいせつとなる。

2——幼児期の食物摂取と栄養状態の評価

(1) 幼児期の食物摂取

　幼児期は乳児期ほど食物摂取は受動的ではないが，食事を積極的に選択することはできない。幼児の食事にかかわる人々が栄養の知識を十分にもつとともにみずからの食事態度に注意を払うことが重要である。

　離乳完了後のやわらかいうす味の調理形態からしだいに食品の種類や硬さをまし，味つけも変えて成人とほぼ同じ食事形態に進めていけるのは5～6歳ごろである。子どもの食事は，一般に家族と同じ食べ物であることが望ましく，いずれそのように落ち着くべき特質をもっている。また，生活習慣の確立は，食事が主となって形成されていくことが多く，幼児期の食生活の健全化がより重要であるとされている。

(2) 栄養状態の評価

　人の栄養状態は，良好な栄養状態・栄養素の不足した状態・栄養素の過剰状態・栄養素の不均衡な状態の4つに区分される。

　これらの個々人に対する栄養状態の判定はいくつかの指標で行なうが，子どもの栄養状態の評価は成人の方法とは異なる。

　栄養摂取量の評価：摂取される食事について，その毎日の栄養摂取が適切かどうか質的・量的に評価する。厚生労働省が健康増進法に基づき策定した「日本人の食事摂取基準（2020年版）」を基本に作成された食品構成や「6つの基礎食品」「食事バランスガイド」などを活用して行なうことがすすめられている。

　臨床的評価：栄養的に問題がある場合は臨床的に評価することが必要である。潜在的な栄養障害を検査結果により診断することができる。栄養素欠乏でみら

れる身体症状や栄養素等の過剰摂取においてさまざまな症状が現われる。

　一般に血液・尿を用いて，その成分組成を測定して生体内で起こる代謝変動等の状況を判断する。これらの所見から食生活の偏りを判定することも可能であり病気の予防についての基礎的知識としても有効である。

　身体計測による評価：一般に正常とされる成長を理解し，正確な身体計測を継続することが子どもの成長や栄養状態を把握するために重要である。

2 節　幼児期の食生活の特徴とその実践

1──幼児期の食行動・食習慣の QOL

　幼児期前半は食べることを楽しむという認識や余裕はなく，自己中心的で他のことに気をまわすことはできない。しかし，後半は食べることを意識して食べるようになるなど，生活の質に関連した食行動・食習慣についても部分的に形成されていく。

・1歳児：食べさせてもらうのを嫌い，一人で食べようとするが，上手に口に入らず，こぼしたり，まき散らしたり，食べ物をつかんでいじりまわしたり，口に入れた物を出したりいろいろな行動が出てくる。あそびと食事の区別がつかない状態であるが，これらの行動を通じて「食」に関するさまざまな体験をしているともいえる。このため，直接，叱ったり，やめさせたり，小言を言ったりすることは「食」への興味を失わせることになるので，適切な指導・助言により，よい習慣に導いていくことが必要である。

・1歳半：スプーンを握って食物をすくおうとしたり，両手で食器を持ってスープや牛乳を飲もうとする。子どもが自分で食べられるように食べやすくくふうするなどし，食事の満足感を育てる。また食事のあいさつを口真似したり動作で示すようになるので，励まして覚えさせることもたいせつである。

・2歳児：片手で食器を持ち，片方の手でスプーンを握って食べるようになるが，この時期の前半は1人で食べられず途中で援助を求めることが多い。後半は乳歯がしだいにはえ揃うので噛んで食べられるようになる。1人で食べられるようになるが，食べることを嫌がったら無理強いせず，片づけて次の

食事を待たせるようにする。空腹感を経験させることもたいせつである。

・3歳児：感情が落ち着いてきて食事への興味をもつようになる。スプーンを上手に使い，主食・副食を交互に食べたり食事の自立がみられる。食事の雰囲気を明るく楽しいものにして食事をする喜びを経験するように心がける。

・4歳児：落ち着いて上手に食べられ，食事づくりに関する手伝いもできるようになる。

・5歳児：食事のマナー，食習慣も身につき，好き嫌いも少なくなる。

2 ── 幼児期の食生活の基本と実際

　離乳完了からすぐに幼児らしくなるのではなく，2歳ごろまでに段階的に育っていく。食生活の基本は，この時期から築かれていくのでその取り扱いに十分注意しなくてはならない。消化機能や咀嚼力，腎機能などの生理機能も発育途上にある。幼児期の食事は，その大部分を食べさせてもらう時期から始まるが，手づかみで食べる時期，スプーンやフォーク・箸などを使って食事をする時期と段階があり，ほぼ完全な形で食の自立ができるのは5歳ごろである。もちろん，栄養摂取の基準は前述されている「日本人の食事摂取基準（2020年版）」によるが，その栄養配分や献立，調理等のあり方について十分に留意しなければならない点も多々ある。

(1) 食事摂取基準，食事バランスガイド

　食事摂取基準は，健康な個人および健康な者を中心に構成される集団に用いられるものであり，国民の健康の保持・増進，生活習慣病の予防（発症予防）を目的とし，エネルギーおよび各栄養素の望ましい摂取量の基準を示すものである。「食事バランスガイド」はこの「食事摂取基準」で示された数値を基とし「食生活指針」で示された目標を実践できるようにくふうされている。多く摂取しなければならない順に「主食・副菜・主菜」と配置され，その下に「果物と牛乳・乳製品」が並列する「コマ」の形で描かれている。菓子・嗜好飲料は食生活の楽しみとしてコマのヒモで表現されている。幼児（3～5歳）の食事バランスガイドを図6-1に示す。主食で「1つ」とは，ごはん茶碗1杯（100g）で1日3～4つとることが適当とされている。重要なことは，特定の食品だけをとるのではなく食品全体のバランスをとるために，ごはんを主食とし，

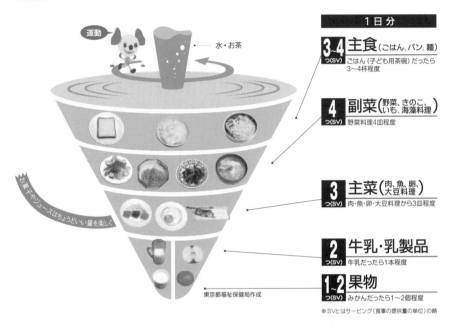

図6-1　幼児（3～5歳）のための食事バランスガイド

おかずを組み合わせる和食—日本古来の食生活を継承していくことが望ましい。食事摂取バランスが崩れるとコマの回転ができなくなるように健康の維持も危ぶまれる。幼児期の食事は栄養バランスだけでなく発達を考慮した食品の組み合わせをくふうし興味を引き出させる献立，調理をすることが必要である。

(2)　1日の栄養配分

　幼児期における1日の栄養配分は，子どもを取り巻く生活環境により一様にはいかないが，一般に朝食が軽く夕食が重くなることが多い傾向にある。子どもは昼間，活発で夕食が待ちきれずに眠ってしまったり，間食が不規則で，夕食時に空腹感がなく夕食を食べないこともある。朝・昼食に重点をおき，夕食を軽くすることが望ましい。3食の目標配分は，表6-1に示したとおりである。

表6-1　幼児期の3食の栄養配分

食　事	1～2歳	3～5歳
朝　食	30	30
昼　食	30	30
夕　食	25	30
おやつ	15～20	10～15

単位＝％

(3) 献立の原則

献立の基本は，それぞれの発育の時期に必要な栄養素を満たしていることである。基準の栄養目標量に合わせ，食材料を選ぶ。季節感，行事などを考慮し単調にならないように毎日変化させることが必要である。さらに個人差を考慮し消化・吸収のよい食品を選び各地域の特性，伝統，家庭の味なども活かしたものとすることが重要であり，当然，経済面も考えた内容とすることがたいせつである。

献立作成上の注意として，食事は視覚・嗅覚・味覚の順に食べるともいわれる。とくに子どもは色に敏感であることから色彩に気をつけた食品・料理の構成とすることが必要である。一般に香の強い食品は好まれないため，香辛料は控え薄味で調味し，食品のうまみを引き出したものとすることがたいせつとなる。また咀嚼能力，消化能力など発達段階に応じた調理形態のくふう，食欲・嗜好に対する配慮が必要である。

(4) 調理の原則

衛生的に取り扱い，計量は正しく，栄養素の損失を少なくし，美味しく食べられるよう調理し，しかも美しく盛りつけることが，子どもの食欲を高めるうえからもたいせつである。

3 ── 幼児期の食事に対する家族のかかわり方

子どもが生涯にわたって豊かな食生活を営むことができる力をはぐくんでいくには，家族やその周囲にいる大人たちに教えられ，影響を受けることが多い。買い物から食品の選び方を，台所でいっしょに調理することで，調理の準備，下ごしらえ，調理，配膳，片づけと望ましい食事のあり方を学び，「食」への関心を高めることができる。とくに3歳ごろになると家事への関心も高まり手伝いをしたがる。こぼした物を拾わせ，食卓をきれいに拭かせ，食事が終わったら自分や家族の食器を決まった場所まで運ばせるように仕向けるなど，手伝う時間をもつことで家族の一員としての意識を高めるなど健全な食行動・食習慣の形成に有効である。また，食文化にふれさせる目的で，地域のお祭り，行事に家族で参加し，行事にちなんだ料理づくりの体験など心に深く刻まれる楽しい思い出を育てることも必要である。

3 節　間食の意義とその実践

　幼児期の間食は，大人のおやつやお茶の時間とは本質的に意味が違うものである。また，子どもにとって楽しみでもあり，くつろぎでもあることから間食は子どもの心を豊かに育てるうえでたいせつなものと位置づけられている。しかし与え方によっては，食事の食べる量や質に影響を与えることも多く，十分に検討されなければならない。

1 ──間食の意義

(1) 栄養面

　幼児期は，体の小さいわりに多くのエネルギーや栄養素を必要とする。消化器の機能が未熟であることに加え，自我の発達にともなうむら食い，あそび食べなどで三度の食事だけでは1日に必要な栄養量を十分に摂取することはできない。ことに2～3歳を過ぎると運動量がふえエネルギーの必要量は増加するので，食事の間に補助的な食事（補助食）として間食を考えることが行なわれている。また体の構成要素として大きな部分を占めている水分の補給にも留意した内容とすることが必要である。

(2) 心理面

　三度の食事とは違って気分を変えさせ，子どもの食生活に喜びと潤いを与えるためにも必要である。友だちとなごやかに間食を食べることは，子どもがコミニュケーションをはかることにも連動し，子どもの心や体のリラックスにつながる重要な営みである。

(3) しつけ

　子どもの成長・発達に合わせ，規則正しく与える。欲しがるままに不規則に与える間食は好ましくない。食事と違って手でつまんで食べるものも多いため，手洗いをしっかり行ない，落としたものは口に入れない，食べた後のうがい，歯磨きなど，清潔と衛生の観念を自然に育てるよい機会とすることがたいせつである。またあいさつ，行儀，食べ方のマナーを身につけることにも十分な配慮が必要である。

　親子でおやつを手づくりし，家族がいっしょに食べるなどの機会を積極的に

もつことで子どもの喜びや満足感などは, いっそうますことにもなる。

2——間食の質と量

　間食の栄養的な質は, エネルギー源として利用される穀類および糖質性食品が多く用いられる。水分の補給と味と香り, 口あたりなどから果実類, 果汁などもよく利用され好ましいビタミンの供給源となる。また食物繊維やビタミンを含むいも類, 豆類も間食の材料として適している。1品ではなく数種類組み合わせると, 栄養素のバランスもとりやすく, 幼児にとっても楽しみとなる。甘味の強い菓子は糖分が多すぎ, また興奮性・刺激性食品やチョコレート菓子などは刺激や甘味が強く, 食欲不振, 偏食, 虫歯の原因になりやすい。食品添加物が多用された食品や不潔に扱われているもの, あそびをかねている菓子類は好ましくない。

　間食の量は, 子どもの年齢, 食事間隔, 運動量, 食欲, 消化力などを考慮する。およそ1日の総エネルギー量の10〜20％が適当である。間食のとりすぎで次の食事の食欲に影響を与えることのないようにしなければならない。

3——間食の与え方

　決められた時間に決まった量を規則的に与える。低年齢層では午前10時と午後3時ごろの2回, 3〜5歳は午後1回が適当である。朝, 目覚めたときや夜など不規則に与えることは好ましくない。食事の間隔が長いとき, ことに夕食の遅い場合や三度の食事が質的によくないときは, 子どもの好みも考慮しなければならないが, 栄養的にも細かな点に配慮するとともに, 外観や味つけ, 口あたりなどの変化もくふうし, 喜びを与えることがたいせつである。

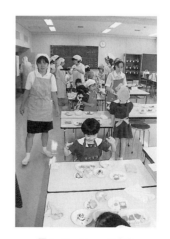

図6-2　ワー, できた

4 節　幼児期の栄養上の問題と健康への対応

1──摂取および食行動上の諸問題

(1) 偏食

　食べ物に対して好き嫌いを示すのは2歳ごろからはっきりし，年齢とともに増加する傾向にある。一般に偏食は，好き嫌いが著しく食事内容が偏り，栄養素をバランスよく摂取できず幼児期の発育に悪影響を及ぼし，健康を害する場合とたんなる好き嫌いで栄養的には代替食品があり，栄養上の欠陥が表われない場合とが考えられる。

・原因：献立に変化が乏しく，家庭の食事に偏りがあるなど，親の態度，ふだんの食習慣・生活習慣や食事の与え方により大きく影響を受ける。また，子どもの性格などから1度くせがつくと直すのに長い時間と忍耐力を必要とすることも多い。何よりも予防がたいせつである。さらに偏食には，他人の影響，また，食体験などが原因となることも多く，改善にあたってはこれらの点も考慮する必要がある。

・対応：何が原因であったかを考え，それを取り除くことである。食べることを強制するなど無理をしてはならない。調理方法などをくふうし，バラエティーに富んだ食事になるよう心がけ，食物本来の味に接する機会を与える。とくに，食事時間は空腹の状態にもっていくことが重要である。また，友だちといっしょに食事をするなど，楽しい食事の場をもつことや食事づくりに参加させ，調理を体験することで偏食がなくなることもある。

(2) 食欲不振

　幼児期の食欲や食事摂取量には個人差が大きい。食欲不振の原因はいくつか組み合わさることが多いため，状態を正しく見つめ改善に努めることが必要である。長期間続くと発育を妨げるばかりでなく精神的発達も低下させるので，対応を考えなくてはならない。

・原因：心因性─家庭の雰囲気や食事を与える者の態度，不快感など心理的反
　　　　　　　　抗と結びつくもの
　　　　　食事性─食事の不適当，温度・味・舌ざわり・硬さ・形・色彩など嫌

悪感を示すもの。

　体質的—生まれつき食の細いもの，症候性食欲不振など疾病によるもの。

・対応：食欲には波がある。原因を把握して対策をたてることが必要である。空腹感を起こさせるくふうをする。調理法や味つけ，盛りつけなどに注意し，食事環境を変えることも必要である。時には，手でつまみ，気楽に食べられるような食事にするなど，目先を変えた調理を試みる。少量でも高エネルギーの料理をくふうするなども有効である。

(3) 孤食

　子どもが1人で食事すること。とくに朝食を1人で食べる子どもは年々増加の傾向で話題となっている。1人での食事は，さびしさ，あじけなさなどが強く，食事の楽しさ，潤いもなく，食欲がわかず，食べる料理の数も少ない。また自分本意の食べ方，早食いなどから栄養素摂取も偏り，肥満につながりやすいと考えられる。とくに，現在の社会状況から，夕食は家族揃っての食事がむずかしく，少なくとも朝食は，早起きをし，家族が揃って食卓を囲むことを心がけたい。

2——疾病などによる身体上の問題点

(1) 下痢

　下痢は全身への影響が大きく，栄養状態を阻害する原因の一つである。便の回数よりも便の性状が重要である。

・原因：感染による下痢は，病原性大腸菌，サルモネラ菌，赤痢菌，ウイルスなどに汚染された食物を摂取することから起こる場合が多い。また，食事の質的・量的な不適切から下痢を招くことやアレルギーによる下痢，心因性による下痢もある。

・対応：下痢の程度により差はあるが，吐き気，嘔吐，腹痛がみられ，脱水症を起こすこともある。食欲が減退したり，腸管の消化吸収力が低下するので，まず第1に消化管の負担を軽くし保護する。さらに消化吸収力に応じて失われた栄養を補給しながら正常の状態にもっていくことが必要である。症状にもよるが，その程度が強い場合は，絶食をさせ，続いて電解質を含む水分補

給を行ない，食物繊維の少ない胃内停滞時間の短い食物を段階的に与えるなどの注意が必要となる。

(2) 便秘

便秘は便が固くなりなかなか排便できない状態をいう。便秘はだれにでも起こりやすい現象で，長期間続く人もある。最近は，不適正な食物摂取や運動不足により便秘をきたす子どもが多い。

・原因：一般に食事量・水分の摂取が少なく，運動不足・心因性・病気のときもあるため，原因を正しく見きわめることがたいせつである。

・対応：原因を取り除くのが第一。疾病や体の異常の場合には医師の診断を受ける。日常的な便秘は，まず，食事の調整を図り，生活習慣を改善することが必要である。規則的な排便習慣をつけ，朝冷たい水，牛乳など水分を十分に摂取することも効果的である。繊維の多い食品をとり，脂肪を多めに使うなど，食事に注意するだけでも改善することが多い。

(3) 肥満

肥満とは，体の構成成分である脂肪が過剰に蓄積した状態のことをいう。肥満の判定基準は，体格指数と肥満度を用いる方法が一般的であるが，乳幼児ではカウプ指数を用いる。

・原因：病気が原因である症候性肥満と食生活，生活習慣に問題がある単純性肥満がある。症候性肥満は少ない。単純性肥満は摂取エネルギーが消費エネルギーより大きいために起こる。過食・運動不足が原因となる。

・対応：運動療法は，消費エネルギーの増加を図り，食事療法は，摂取エネルギーの減少を目的としたものである。どちらか一方でよいというものでなく，両者を組み合わせて行なっていくことが望ましい。しかし実行はなかなか困難であるといわれている。とくに，運動療法は子どもの好きな運動を楽しみ遊び感覚で進めていくことで，長続きさせ効果を上げることができる。

　食事療法の基本は表6-2のとおりであるが，幼児期の成長を妨げるものであってはならない。肥満の程度，発育状態に合わせて目標をたて，体重の増減の速度を管理する必要がある。日常の食生活をチェックし問題がみられたら，食事内容・食事時間帯・食行動などを改善する。この際，家族の食生活，食習慣のチェックもあわせて行なうことがたいせつである。

表6-2　食事療法の基本

	日常食の基準	肥満児食の考え方	
糖質	60～65%	40～50%	制限する
たんぱく質	15%	20%	必要量の確保
脂肪	25～30%	30～40%	質に注意

注）強度の肥満の場合は医師の指導のもとで行なうこと

(4) やせ

　実測体重が標準体重よりはるかに少ないときにいう。消費エネルギーが大きく，摂取エネルギーが少ないことが原因としてあげられる。栄養失調や心因性のやせ，症候性のやせなどがある。

・対応：虐待による発育障害，疾病によるやせなどその原因となるものを除き，エネルギーの高いバランスのよい食事を供給することを基本とする。

(5) 食物アレルギー

　アレルギーは免疫機構の異常により起こる。食品によって起こるものを食物アレルギーといい，食物を食べることでさまざまな症状がでる。皮膚症状が最も多く，呼吸器，消化器，目に症状が現われることもある。食物を摂取後1～2時間以内に症状が現われる場合（アナフィラキシー）と，その後に起こる場合とがある。

　アレルギー症状を起こす物質を抗原（アレルゲン）といい，食品や薬品，動植物などがある。主としてたんぱく質が多い食品（鶏卵・牛乳・大豆・魚介），ヒスタミンなどを含む食品（なす，タケノコなど），ある種の野菜類（里芋，ほうれんそうなど）やそばなどがあげられる。現在子どもで一番頻度の高いアレルゲンは鶏卵，牛乳，小麦で，三大アレルゲンといわれる。食物アレルギーの原因となる食品は多岐にわたっている。その疑いのある場合は，ふだんの食物摂取について，食事日誌をつけ，何が原因であるのかを調べることが重要である。

・対応：除去食を基本とする。原因となる食品が明らかになった場合はその食品を食べさせないことである。除去食は医学的，栄養学的管理のもとに行なう。体重の低下，身長が伸びないなどの発育状態に十分留意するとともに，鉄，カルシウム，亜鉛など栄養素の不足をきたさないように慎重な配慮が必要である。

　食料アレルギーにより食べる食品数が限定されるため代替食品が必要となる。市販されている食物アレルギー用の食品を用いることが一般的である。

5節　幼児期の食育

　2005（平成17）年７月，食育基本法が施行された。「子どもたちが豊かな人間性をはぐくみ，生きる力を身につけていくためには，何よりも「食」が重要である」と前文で明記され，食育は生きるうえでの基本であって知育・徳育および体育の基礎となるべきものと位置づけている。

1──食育のねらい

　最近の私たちの食生活をみると，平均的には豊かになっているが，個人・世帯間の格差は著しく，栄養素の偏り，不規則な食事，生活リズムの乱れ，運動不足などによる健康阻害を来たすことも多い。さらに，伝統的な食文化の喪失，食をたいせつにする心の欠如，食の安全性・食に関する情報の氾濫などの問題が山積され食の歪みが目につく。そこで，家庭，保育所，地域などが相互連携して，国民をあげての食育の推進が重要である。

　食育基本法では子どもの食育については「心身の成長及び人格の形成に大きな影響を及ぼし，生涯にわたって健全な心と身体を培い豊かな人間性を育んでいく基礎となるものである」と子どもたちの食育がきわめて重要視されている。

　食育の基本理念に基づく施策として，７つの項目が示されている。

①国民の心身の健康の増進と豊かな人間形成
②食に関する感謝の念と理解
③食育推進運動の展開
④子どもの食育における保護者，教育関係者の役割
⑤食に関する体験活動と食育推進活動の実践
⑥伝統的な食文化，環境と調和した生産等への配慮及び農山漁村の活性化と食料自給率の向上への貢献
⑦食品の安全性の確保等における食育の役割

2──家庭における食育

　幼児期の食育の機会の最も多いのは家庭である。家庭における食育として，

生活リズム向上プロジェクトによる「早寝・早起き・朝ごはん」を展開してい
る。日常の家庭における食生活の現状として，子どものときに覚えた食習慣・
味などは身につきやすく，いったん身についた習慣を変えていくことはむずか
しい。

　現在の食事は，冷凍食品や加工食品に頼っている傾向にあり，家庭での「お
ふくろの味」はほとんどなく，「袋の味」を知っている時代となりつつある。

　食を通じて親・子のコミュニケーションの充実，あいさつやマナーなどの習
慣，「もったいない」という意識の向上や食文化への理解，規則正しいバラン
スのとれた食事など食に関する知識と選択力の習得や健全な食生活の実践など
が期待されるが，家庭のなかでの食教育，いわゆる食育が基本なのである。

 研究課題

1．効果のある食育の方法について考えてみよう。
2．好ましい間食の献立を作成し，子どもといっしょに調理する方法を考えてみよう。
3．3〜5歳児の食生活の栄養指導法を考えてみよう。

推薦図書

●『新・小児栄養学』　佐伯節子・他　医歯薬出版
●『子どもの栄養と食生活』　高野陽・他　医歯薬出版
●『子どもの栄養・食教育ガイド』　坂本元子（編）　医歯薬出版

Column 5

外食産業の発達と幼児への食教育のすすめ

　保育所給食で白いご飯は食べるが，副菜はいっさい食べない幼児がいる。いろいろと言葉かけ，献立変更などを試みたが，口もつけない。母親は仕事をしているので，食事時間は乱れがち，内容は惣菜食品・レトルト食品・インスタント食品，さらには持ち帰り弁当のときもあるという。このような食状況があちこちの幼児にかかわる機関で聞かれる。家庭での調理，母親の味はどこへ……。最近，食生活の変貌がみられるのは，たいへん残念なことと思われる。

　とくに，飽食といわれる昨今，私たちの食生活はこのような豊かな食べ物や多様な外食産業に囲まれ，満たされた食生活になったと実感している人も少なくない。そのなかで子どもたちは健康的な食事をしているのであろうか，好ましい食習慣は育っているのであろうか，いろいろな問題のあることに気づかれていると思う。

　そのなかにあって最近，方々で子どもの食教育・栄養教育という言葉が話題になっている。

　幼児期や小学校低学年児童に対しての食教育とは，講義形式で理論的に教えるのではなく，実践的で体験して食習慣や食行動が身につくような学習指導をすることである。

　人々の食習慣は一朝一夕にしてなるものではなく，子どものときからの体験の積み重ねによって決まり，大人になってから変えることはよほどのインパクトがない限りむずかしい。このようなことは幼児期の食生活が成長してからの食習慣・食行動に大きな影響を与えることを物語っている。幼児に対して食べることへの関心を高め，偏食をなくし，他人への思いやりを深めるためにも食教育を進めるべきである。

　また，日本古来のよき食習慣や食事内容，食環境を活かすことを少しでも家庭や給食の場に望みたい。

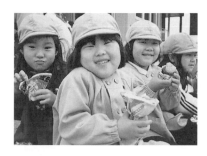

図6-3　オーイシ・イ　うれしい

第7章 学齢期・思春期の心身の発達と食生活

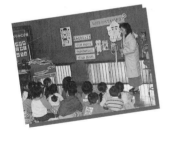

　現代の児童・生徒には，洋風メニューなどの嗜好性が強く，このような嗜好に合わせた間食や軽食，塩分や糖分の多いおやつ，糖分の多い飲料などが手軽に手に入る食環境が形成されている。また，家庭においても間食が自由に与えられ，食事も児童・生徒の嗜好に合わせた肉類中心のメニューが多くなっている。夜型社会への移行や女性の就労率が高くなるなどの社会の変化とともに，家族それぞれの食行動が多様化し，朝夕ともに食事をし，団欒の時を過ごすことも少なくなった。そして，子どもたちだけで食事をする，いわゆる孤食とよばれる状況が多く見られるようになった。

　このような食環境のなかで，児童・生徒の食生活は，理想とは異なる方向に変わってしまった。そして，このことは健康教育に携わる関係者だけでなく，ひとつの社会問題として取り上げられるようになってきている。

1 節　学齢期・思春期の心身の特徴と食生活

1──学齢期・思春期のとらえ方と学校保健

　小・中学生期は，心身ともに発育・発達が著しく，身長や体重が増加する時期である。また，中学生期には部活動などのスポーツや文化活動に参加することから学校の活動時間が長くなり，学校外での活動も活発になるなど，生活空間や環境が大きく変化する時期である。

　この時期に成長し，健康を維持して活動するためには，栄養的にバランスのよい食事をすること，運動をして身体を動かすこと，成長のために十分な休養

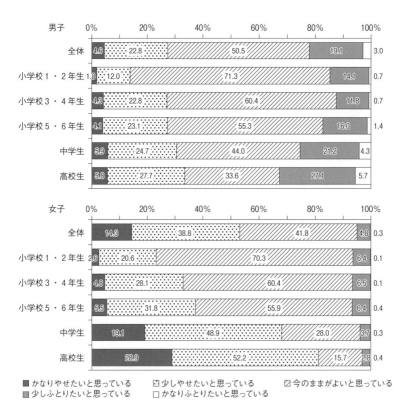

図7-1　自分の体型のイメージ（日本学校保健会，2020）

や睡眠をとることがたいせつになってくる。

　学校保健においては，児童・生徒の健康問題，とくに肥満や高脂血症などの
リスクをもつ子どもの現状を把握し，その背景にある生活習慣や食習慣を十分
に理解し，対象となる子どもの問題を正確に判断し，日常の指導・教育に活か
す必要がある。

2──身体的・精神的特性と食生活（肥満・ダイエットなど）

　小学校高学年では，身長・体重の伸びが大きく，大型化・早熟化が進むとと
もに，肥満傾向者（学校医から肥満傾向と判断された者）の割合が，過去の調
査結果よりも増加していることが示されている。日本学校保健会の小学校から

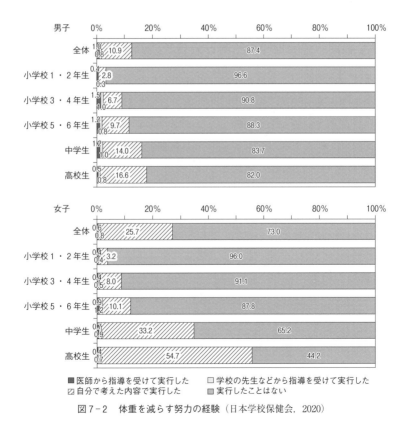

図 7-2　体重を減らす努力の経験（日本学校保健会，2020）

中学および高校生までを対象にした調査（図7-1）によると，自分の体型について「やせたい」と回答した者は男子27.4％，女子53.1％であった。逆に「ふとりたい」と回答した者は男子22.1％，女子5.1％であった。「やせたい」と回答した中学生女子は68.0％，高校生女子は81.1％であり，きわめて多くの者が痩身願望を抱いている。全体として体重を減らす努力（ダイエット）を行なった者は男子12.7％，女子27.1％であった（図7-2）。その方法として，一般にいわれているのは，「運動する」や「おやつを減らす」「食事の量を減らす」である。

　子どもたちのダイエット志向は年齢が上がるにつれて強まる傾向にある。そのなかで極端に食事の内容を制限したり，欠食をしたりするまちがったダイエットにより，成長期に必要な栄養素等が不足しがちになっていることが大きな問題となっている。

3──学齢期・思春期の食生活と栄養状態の評価

　日本スポーツ振興センターが2010（平成22）年に実施した「児童生徒の食事状況等調査報告書」では，児童生徒の食生活と栄養摂取の全体的な傾向を以下のようにまとめている。

(1) エネルギー・たんぱく質について

　推定エネルギー必要量を超えていない児童生徒が約半数いた。たんぱく質摂取量が推定平均必要量を下回っている児童生徒は，学校給食のある日で約4％，学校給食のない日では約12％おり，学校給食のない日にその傾向が顕著であった。

(2) 脂質について

　脂肪エネルギー比率は，目標量の上限値である30％を超える児童生徒が約半数を占めた。また，間食（夜食を含む）からの脂質摂取量の割合が全摂取量の10％を上回っており，このことから間食（夜食を含む）の内容にも留意する必要がある。

(3) カルシウムについて

　カルシウムについては，中学校男女ともに学校給食のある日でも推奨値大き

く下回った。食事別摂取割合では，学校給食からの摂取量が約50％であった。

（4）食物繊維・食塩について

食物繊維の摂取量は学校給食の有無にかかわらず著しく下回っている。

食塩の摂取量は学校給食の有無にかかわらず目標値を大きく超えて摂取している。生活習慣病予防の観点からさらに減塩に努める必要がある。。

2 節　学齢期・思春期の具体的な食生活

1 ——学齢期・思春期の食生活の基礎と諸問題

日本スポーツ振興センターが2007（平成19）年3月に発表した平成17年度「児童生徒の食生活等実態調査報告書」によると，以前の調査に比べ，児童生徒の朝食の欠食は増加傾向に歯止めがかかったものの，孤食の増加，夜食の摂取率の増加，スナック菓子の高頻度の摂取，家庭における調理済み食品への依存度の高さなどは前回の調査同様に問題となっている。

これらの状況の多くは成人，とくに20歳代のもつ食生活上の問題と同じ傾向を示している。つまり，食生活上の問題は児童生徒時代から始まっており，成長とともにその深刻さを増しているといえる。その原因は家庭の食事内容もさることながら，家庭における生活リズムの不規則さからくる食事時間の不規則性，保護者の就業による家庭の食生活の簡素化によるものが多い。つまりは食生活の基礎が家庭内で十分に整っていないことにある。また，学齢期から思春期へと継承される食生活の不規則性は，栄養摂取のみならず，健康状態の障害へと結びついている。

具体的な例として，「児童生徒の食生活等実態調査報告書」（平成22年度）にある，朝食の欠食状況と間食，夜食の摂取状況と近年問題となっている孤食を取り上げてみる。

（1）朝食欠食について

朝食を「必ず毎日食べる」と回答した児童生徒は平成19年度の調査と比較すると小学校90.5％，中学校86.6％と小中学校ともにわずかであるが減少してい

る。「ほとんど食べない」児童生徒は小学校で1.5％，中学校で2.8％とほとんど変わらない。男女別では小中学校ともに男子の欠食率が増加している。

　欠食の理由については「食欲がない」「食べる時間がない」が多数を占めている。

(2) おやつ・夜食について

　おやつを「ほとんど毎日食べる」児童生徒は25.8％，「ほとんど食べない」は，24.5％で，今までの調査結果と比べ，大きな変化はない。

　夜食を「ほとんど毎日食べる」児童生徒は，小学校で14.4％，中学校で12.4％と減少傾向にある。

(3) 孤食の状況

　「一人で食べる」児童生徒は，朝食は小学校で15.3％，中学校で33.7％と平成19年度の調査と比較すると増加傾向にある。夕食においても「一人で食べる」が小学校で2.2％，中学校で6.0％に増加傾向にある。

2──生活習慣病予防と学齢期・思春期の食生活の実際

　生活習慣病は，食習慣，運動習慣，休養，喫煙，飲酒等の生活習慣が，その発症・進行に関与する疾病群と定義されている。

　その生活習慣病対策は，簡単にいえば日常の生活習慣に気をつけることである。生活習慣は，小児期にその基本が身につけられるといわれており，家庭教育や学校教育などを通じて，小児期からの生涯を通じた健康教育の推進が求められている。そこで，最もたいせつなことは，小児期からの適正な食事を習慣化することであるといわれている。

　文部科学省から出されている「食生活学習教材指導者用」のなかでは具体的な食習慣と生活習慣病との関係が表7−1のように整理されている。

表7−1　食習慣と生活習慣病の関係（食生活学習教材指導者用）（文部科学省，2002）

生活習慣病	原因となる食習慣
○肥満	過食，脂肪の過剰，食物繊維の不足，朝食欠食，夜食
○高血圧	肥満，食塩の過剰，食物繊維・カリウム・マグネシウムの不足
○高脂血症	肥満，脂質（とくに飽和脂質とコレステロール）・糖分の過剰，食物繊維の不足，朝食欠食
○糖尿病	肥満，過食，脂肪の過剰，食物繊維の不足

　表7-1をみれば，児童生徒の食習慣と生活習慣病との関係が一目瞭然である。先述した学齢期・思春期の食生活のさまざまな諸問題は，将来の生活習慣病と直接に結びつく原因となるものである。適正な食事の習慣化は生活習慣病の予防の大きな柱であることがわかる。

3 節　学校給食の重要性と学校での食育（食に関する指導）

1 ── 学校給食の重要性とその実際

　文部科学省による2018（平成30）年5月の調査によると，全国の小学校の99.1%，中学校の89.9%が学校給食を実施している。数量的にも内容的にも世界に誇れるものである。

　2009（平成21）年に改正された学校給食法にその目的として，「学校給食が児童及び生徒の心身の健全な発達に資するもの」「学校給食の普及充実及び学校における食育の推進を図ることを目的とする」ときわめて有効な教育的役割が期待されており，この目的を実現するために次の目標が達成されるよう努めなくてはならないとされている。

(1) 適切な栄養の摂取による健康の保持増進を図ること。
(2) 日常生活における食事について正しい理解を深め，健全な食生活を営むことができる判断力を培い，及び望ましい食習慣を養うこと。
(3) 学校生活を豊かにし，明るい社交性及び協同の精神を養うこと。
(4) 食生活が自然の恩恵の上に成り立つものであることについての理解を深め，生命及び自然を尊重する精神並びに環境の保全に寄与する態度を養うこと。
(5) 食生活が食にかかわる人々の様々な活動に支えられていることについての理解を深め，勤労を重んずる態度を養うこと。
(6) 我が国や各地域の優れた伝統的な食文化についての理解を深めること。
(7) 食材の生産，流通及び消費について，正しい理解に導くこと。

　最近では，この教育的な本来的意義に加えて，次のような今日的な意義が加えられている。

①栄養バランスのとれた食事内容を，体験しながら学ぶことができる場なので，学校給食を栄養教育（食に関する指導）の，いわば生きた教材という形で活用できる。
②学校給食を活用することによって，望ましい食生活を形成するということを子供たちに学ばせ，さらにそれを家庭にフィードバックし，家庭の教育力を活性化する。

　③国民栄養調査等の結果からみて，日本人に不足しているカルシウム等の栄養素の摂取を確保する機会を提供する。

　このように，学校給食は今日的な児童生徒の食生活の問題解決に向けて，さまざまな教育的効果をねらえる場であると考えられている。

　少し具体的にしてみよう。学校給食の特徴である，同じものを全校で「食べる」という体験・活動から教材としての価値を考えてみる。週に5回，安全面や栄養面に配慮された給食をくり返し食べることで，栄養バランスのとれた食事が理解できたり，人といっしょに楽しい雰囲気で食べることで会食時のマナーを身につけたりすることができる。それが児童生徒をとおして家庭にフィードバックされ，家庭の教育力の向上にも結びついていく。また，食材にかかわっている人々や調理に携わる人への感謝の気持ちから食べ物をたいせつにする心も育てることができる。給食献立に載っている郷土の料理や地場産物の活用などにより，郷土の歴史に関心をもったり，郷土を愛する心を育てることも可能である。

2——学校における食育（食に関する指導）の具体的展開

　2005（平成17）年に食育基本法が制定された。学校における食育の推進は，子どもたちに食に関する正しい知識と望ましい食習慣を身につけるために必要不可欠なものとなっている。

　文部科学省においては，食育基本法が制定される以前から健康教育に「食に関する指導」として食育を位置づけて推進してきた。

　2019（平成31）年3月に，文部科学省から新たな「食に関する指導の手引き第二次改訂版」が出された。今までは食に関する指導の目標であった内容が食育の視点として実践されやすいように再整理された。

(1) 食事の重要性，食事の喜び，楽しさを理解する。［食事の重要性］
(2) 心身の成長や健康の保持増進の上で望ましい栄養や食事のとり方を理解し，自ら管理していく能力を身に付ける。［心身の健康］
(3) 正しい知識・情報に基づいて，食品の品質及び安全性等について自ら判断できる能力を身に付ける。［食品を選択する能力］
(4) 食べ物を大事にし，食料の生産等に関わる人々へ感謝する心をもつ。［感謝の心］
(5) 食事のマナーや食事を通じた人間関係形成能力を身に付ける。［社会性］
(6) 各地域の産物，食文化や食に関する歴史等を理解し，尊重する心をもつ。［食文化］

この視点からわかる通り，学校で行なう「食に関する指導」は，栄養指導という狭いものではなく，心身の健康と食の自己管理能力の育成を中心とした，生涯にわたって健康で生き生きとした生活をめざす健康教育のなかの一部として考えられるべきものである。また，今日的な教育課題やわが国の食文化にまで学習が広がっている。

食に関する指導（食育）の重要性やその進め方について，文部科学省や教育委員会が積極的に進めてはいるが，教育現場の意識はまだまだ低いといわざるをえない。関係者がみずから率先して行動し，そのたいせつさを訴えるとともに，授業者へは教材や情報の提供などの支援を積極的に行なうことが，今日の食育推進には必要不可欠である。

(1) 食育（食に関する指導）の推進体制を確立する

児童生徒の発達段階に応じて，食に関する知識や能力等を総合的に身につけることができるように，食に関する指導を教育課程に位置づける必要がある。そのためには校務分掌を整備して，栄養教諭・学校栄養職員や養護教諭等の専門性をもった職員や給食主任等から，食育担当者を決めて校務分掌に位置づけたり，ほかの教育課題同様に関係者による「食育推進委員会」を立ち上げたりするなど，校内に組織的な推進体制を確立しなければならない。

(2) 食生活実態調査から全体計画を作成する

食育の学習を進めていくうえで，関係者がまず行なわなければならないことは児童生徒の食生活実態調査である。食習慣や食事のマナー，好き嫌いや朝食欠食率等々を把握することである。食は個々の家庭の事情が大きく影響する。本人の努力だけでは解決できない問題もある。ほかの学習同様に各学年の実態把握をしっかりと行なってから，校内における食育の目標を設定する。

発達段階に応じた継続性に配慮しつつ，教科横断的な指導として学校教育活動全体で学習に取り組むのである。

忘れてはならないことは，「なすことによって学ぶ」日々の給食指導の時間である。給食指導は正しい食事のあり方と食習慣定着の場である。年間約180回あるこの時間をどのように活用するかによって食育の充実度は大きく違ってくる。給食指導は立派な教育活動である。

(3) 年間指導計画の作成と担当者の役割

　まず，食育担当者は食育推進委員会や教科主任等の協力を得て，学習指導要領をもとに教科書等から学習内容が食育に関連する単元を抽出する作業を実施し，学校の諸課題をふまえ，学校で行なうさまざまな教育活動と食育指導の実施時期や実施時数等について年間指導計画を作成して調整する。この年間指導計画の作成は，全国の小中学校で取り組みが進められているところである。

　学年ごとの学習内容を位置づけた具体的な指導計画をもとに，全教職員が実践への道筋を共通理解することが求められる。ここで食育が充実するかどうかが決まるといって過言ではない。その推進には管理職のきめ細かな支援や協力も大きな力となる。

小学校の年間指導計画の一例

　年間指導計画の形態はさまざまである。注意しなくてはならないことは，指導計画はあくまでも計画であり，どんどんよりよいものに修正されるものと考えるべきである。ある小学校の食に関する指導年間計画例を表7-2に示す。

(4) 実践

　食育（食に関する指導）に教科書はない。決められた単元や時間数もない。どの教科でもあるいは学校行事で行なってもかまわない。また，必ずやらなければならないという縛りもない。ただ，学校教育活動全体のなかで適時行なう学習活動とされている。だからこそ，しっかりとした指導計画と職員の共通理解が効果的な学習を行なう最低条件といえる。

　食についての専門性をもつ，栄養教諭・学校栄養職員や養護教諭とのティームティーチングでの授業や地域の料理や栄養学の専門家をゲストティーチャーとして活用するなど，アイデア次第で多様な学習が展開できる。

　そのためには，教職員が食育に対しての理解を深める研修をすることがたいせつである。地域の専門家や学校医，先進校の実践者等を講師に研修の場を設けることは学習の質を高める。ぜひ企画してほしい。

　また，児童生徒および教職員が毎日食べている学校給食の食材や献立の教材としての活用も考えていきたい。

表7-2　食に関する指導の全体計画

児童の実態・地域の様子
＜児童の実態＞
・子ども達は，活動的で，明朗である。
・偏食気味の子が多く，給食の残りも多いほうである。
＜地域の様子＞
　子どもの教育についての保育者の関心は高く，食育に関しても興味関心が広がりつつある。

●「地域の風がいきかう学校づくり」の充実
●「確かな学力」の充実・向上を図る教育の推進
●豊かな人間性を育む教育の充実
●子どもたちの健康増進及び体力向上の推進
●いじめ，不登校の未然防止・解消を目指した教育の充実

小学校教育目標
よく学び　豊かな心を持ち　たくましく生きる児童の育成
○明るく思いやりのある子【豊かな心】
○よく考え，学び合う子【学習の充実】
○たくましく，元気な子【健康・安全】

食に関する指導の視点

①食事の重要性，食事の喜び，楽しさの理解をする。
②心身の成長や健康の保持増進の上で望ましい栄養や食事のとり方を理解し，自ら管理していく能力を身に付ける
③正しい知識・情報に基づいて，食物の品質及び安全性等について自ら判断できる能力を身につける
④食事を大事にし，食物の生産等にかかわる人々への感謝する心をもつ
⑤食事のマナーやしょくじを通じた人間関係形成能力を身に付ける
⑥各地域の産物，食文化や食にかかわる歴史等を理解し，尊重する心をもつ

各学年の食に関する指導の目標

幼稚園
保育所

現在を最もよく生き，かつ，生涯にわたって健康で質の高い生活を送る基本としての「食を営む力」の育成に向け，その基礎を培うこと
「保育所における食育に関する指針」の目標より

観点	1．2学年	3．4学年	5．6学年
①食の重要性	・食べ物に興味・関心を持つ。	・食べ物は，働きによる3つのグループに分けられていることを知る。	・自分の食生活を見詰め直し，規則正しいバランスの良い食事が大切であることを知っている。
②心身の健康	・朝ごはんを食べたり，早寝早起きをする。	・食事・運動・休養及び睡眠などの生活習慣を考え，規則正しい生活をしようとする。	・自分の健康を食事・運動・休養及び睡眠の生活習慣から考え，規則正しい生活を心がけている。
③食を選択する能力	・好き嫌いせずに食事をとろうとする。	・食品の名前や働きを知ると共に，食品を買うときに気をつけることを知っている。	・食生活では，正しい知識に基づいて安全な品質のものを選び，健康を考えて判断する力をもつ。
④感謝の心	・食料の生産・調理に関わる人たちに感謝の気持ちをもつ。	・食べ物を作っている人や食事を作っている人に感謝の気持ちをもって残さず食べようとする。	・自然の恵みや勤労の大切さを知ることで，食料の生産に多くの人が関わっていることを知り，流通，消費などの食糧事情を理解することで感謝する気持ちを持つ。
⑤社会性	・友だちと仲良く食べている。・正しいはしの使い方ができる。	・協力して準備や後片付けをして，楽しい雰囲気の中で食事をしている。	・食事のマナーについて考え，会話を楽しみながら気持ちよく食事をする。
⑥食文化	・地域で育てている食材を知る。	・自然の恵みを生かし，知恵と工夫で生み出された郷土料理を知っている。	・自然の恵みを生かし，知恵と工夫で生み出された郷土料理を知り，大切にしていこうとする。

中学校

			1学期	2学期	3学期
特別活動	学級活動及び給食時間　○学級活動　◎食に関する指導　●給食指導	低学年 目標	・あいさつをしよう ・準備，後片付けを協力してやろう	・食べ物の名前を知ろう ・楽しく食べよう	・給食の反省をしよう
		低学年 内容	・「いただきます」「ごちそうさま」をしっかり言うことができる（指導資料：いきいきちばっこP2，3）	・地元野菜の形と名前を知る ・食事のマナーを守って給食を食べることができる	・嫌いなものでもがんばって食べることができる（指導資料：いきいきちばっこP16，17）
		中学年 目標	・あいさつの意味を知ろう ・給食の約束を守ろう	・食べ物の働きについて知ろう ・食べ物を大切にしよう	・楽しく会食しよう ・好き嫌いなく食べよう ・給食の反省をしよう
		中学年 内容	・食べ物の命に感謝する気持ちをこめて，「いただきます」「ごちそうさま」を言うことができる ・給食の準備，後片付けを積極的に行う（清潔な身支度，配膳の仕方，手洗い）	・地元野菜について知る ・給食ができるまでに携わる人や仕事を知り，感謝の気持ちをもって食事をすることができる ・食べ物の3つの働きについて理解できる	・誰とでも仲良く会食することができる ・食べ物の働きや組み合わせを考えて食べることができる ・自分の好き嫌いや食べ方の問題点に気づき，問題意識を持つことができる
		高学年 目標	・楽しい給食時間にしよう	・食べ物の働きを考えて食べよう ・感謝して食べよう	・食生活を見直そう ・1年間の給食をふりかえろう
		高学年 内容	・食事の場にふさわしい楽しい雰囲気作りを工夫し，なごやかに会食ができる ・正しい食べ方をすることができる	・地元野菜の働きを理解する ・給食ができるまでに携わる人や仕事を知り，感謝の気持ちを持つ ・食べ物の3つの働きについて理解し，自分の食生活にあてはめて考えることができる	・自分の食生活の問題点を理解し，改善の方法を実践することができる ・自分に適した量の食事を理解する
	全校一斉指導等				旬の野菜を食べよう
	学校行事		運動会	マラソン大会	お別れ音楽会・なかよし給食
	委員会活動		地元野菜（にんじん）の説明，給食時間の放送	地元野菜（ほうれんそう・長ねぎ・大根）の説明，給食時間の放送	地元野菜（ほうれんそう・小松菜）の説明，給食時間の放送

		1年	2年	3年	4年	5年	6年
教科との関連	国語			・おにたのぼうし			
	社会						
	理科						
	生活	・野菜を育てよう	・魚をたべよう				
	家庭					・わたしにできることをやってみよう	・朝食にあうおかずを作ろう
	体育				・育ちゆく体とわたし		
道徳							
総合学習							
家庭・地域との連携の取り組み方	学校だより，給食だより，試食会，家庭教育学級						
地場産物活用の方針	・子ども達に地域の農産物を知らせる ・新鮮な野菜本来のおいしさを知らせる ・生産者とのふれあいや農業体験を通し，地域に目を向け，食べ物を大切にする姿勢を育てる						
個別相談指導の方針及び取り組み方	保護者からの申し出，アレルギー検査報告書の結果より，献立のアレルギー資料を配布，個別に相談						

学校栄養職員が参加する TT による授業

	学年	月	題材	内容
学級活動	1年	11月	「野菜となかよしになろう」	野菜にはからだの調子を整えるパワーがあることを知らせ，野菜に親しみを持ち，食べようという意欲につなげる。
学級活動	2年	9月	「魚を食べよう」	魚の栄養と働きを知らせ，進んで魚を食べようという意欲につなげる。
学級活動	3年	2月	「大豆をもっと食べよう」	大豆製品と大豆の栄養と働きを知らせ，進んで大豆を食べようという意欲につなげる。
体育保健	4年	3月	「育ちゆく体とわたし（よりよい発育—食事を見直そう—）」	より良い発育に必要な食事・休養・睡眠のうち，食事について，バランスのよい食事とはどのようなものか，食べ物の働きを3つのグループにわけて考えられるようにする。
家庭科	5年	6月	「作っておいしく食べよう（バランスのよい食事をしよう）」	食品を組み合わせて，バランスのよい食事をすることが大事であることを知り，自分の食事を見直し，バランスのよい食事をすることが大事であることを知り，自分の食事を見直し，バランスのよい食事がとれるようにする。
家庭科	6年	5月	「生活を見直そう（どんな朝食にするか考えよう）」	一日の生活における朝食の大切さを知り，朝食にふさわしい食事作りの条件を考え，知ることができるようにする。

※学校栄養職員と授業をするための手順
　・学年主任と連絡をとりながら打ち合わせをして進める
　・連絡は FAX か電話で行う

(5) 多種多様な食育（食に関する指導）の学習内容

※千葉県食育資料「いきいきちばっ子」（千葉県教育委員会，2012）から

低学年用教材

- わくわくきゅうしょくのうた
- しょくじのやくそくできたかな
- さあ　きゅうしょくがはじまるよ！
- ちょうりいんさんのいちにち
- ばいきんまおうのぼうけん
- 朝ごはんでパワーアップ
- たくさんのぎゅうにゅうがとれるちばけん〈1〉
- たくさんのぎゅうにゅうがとれるちばけん〈2〉
- げんきれっしゃを走らせよう
- きゅうしょく　ぜんぶたべられたかな
- じょうぶなはでよくかんでたべましょう
- そだてたことがあるかな？
- みんなでそだてたものをたべてみよう
- たのしいな　きせつのおりょうり
- お手がみをかこう

中学年用教材

- 海の幸・山の幸
- 1日のスタートは朝ごはんから
- 夏を元気にすごす食事
- ぼうさいとひじょう食
- 特色ある千葉県の産物
- 「いも」のうわさすごいねおいもパワー
- 種るいのほうふな魚貝類
- 日本の「酪農」の発祥地
- よくかんで，ゆっくり食べよう
- 冬の食事とかぜの予防
- おいしい千葉県のやさい食品群

高学年用教材

- ・ここからスタート食生活診断
- ・今朝の食欲はどう？
- ・楽しく，おいしく，バランスよく食べよう
- ・かしこく食べよう楽しいおやつ
- ・よくかんでパワーアップ‼

- ・「食」を極めよう！（食の自由研究）
- ・食べ物の「旬」って何だろう
- ・オリジナル弁当をつくろう
- ・感謝の気持ちを伝えよう（会食の計画）
- ・食生活ロングラン記録表

4 節 学校給食と家庭・地域との連携

1 ——連携の基本的な考え方

　学校給食が児童生徒の食生活の改善充実に大きな影響を与えるといっても，家庭における食生活を視野に入れたうえで行なうことが不可欠である。学校給食は児童生徒の年間食事回数の5分の1にすぎない。後はそのほとんどが家庭における食事である。したがって，学校内における児童生徒への指導だけでなく，広く家庭や地域社会との連携を図りながら指導を行なうことがたいせつである。

　たとえば，朝食欠食の問題など今日の児童生徒の食生活については，家庭において十分な対応がなされていない傾向もうかがえ，今後，保護者との情報交換や連携をいっそう強化していかなければ効果的な指導は期待できない。

2 ——連携の方法と活動の仕組み

　まず，やらなければならないことは，家庭の協力を得て行なう児童生徒の食生活実態調査である。朝食欠食率や食事内容など，食生活の現状を学校と家庭で把握し問題意識を共有化する必要がある。

　そのうえで，さまざまな施策や行事（栄養相談への対応，親子料理教室等の開催，地域や関係機関主催の食に関する行事への参画等）を計画し，食育（食に関する指導）にかかわる栄養教諭，学校栄養職員や給食主任が中心となって積極的に取り組むことが期待されている。

　具体的な例として多くの学校で行なわれている給食試食会を取り上げてみる。児童生徒の給食のようすを参観し，同じものを食べるこの行事は，食に関する

関心を高め，学校給食に対する理解を深める絶好の機会である。ただ食事をするだけでなく，児童生徒の給食をとおした食生活のようすを知らせたり，家庭の食生活の問題点をいっしょに考えたりする場ととらえることが重要である。そのためには学校栄養職員や給食主任が試食会のねらいを明確にして，PTAの担当者との共通理解のもとに計画・運営をする必要がある。

　また，地域との連携における代表的なものとして招待給食がある。地域のお年寄りを給食に招待し，昔の食べ物やあそびの話を聞いたり，お年寄りを思いやる心を育てたりする場としている。

　どの活動においても，これらの行事を学校の年間指導計画にきちんと位置づけ，全教職員が食育（食に関する指導）の重要性を十分に認識し，育てたい子どもの姿をしっかりともち，家庭や地域との共通理解のもとに行なうことが家庭や地域との連携を図るうえではたいせつなことである。

研究課題

1. 児童生徒の食生活における今日的な問題と生活習慣病との関連性について考えてみよう。
2. 心身の健康と食生活習慣との関連性について考えてみよう。
3. 健康教育における学校給食の効果的な活用のあり方について考えてみよう。

推薦図書

● 『栄養指導・栄養教育』　坂本元子（編著）　第一出版
● 『学校保健の動向』（平成19年度版）　（財）日本学校保健会（編）
● 『小・中学校学習指導要領解説』（各教科領域別）　文部科学省
● 『児童・生徒の健康状態サーベイランス事業報告書』（財）日本学校保健会

Column 6

栄養指導から食に関する指導に

　小・中学校における食教育が大きく変わりつつある。まず，内容の変化があげられる。以前は栄養指導が中心であったが，現在では「食に関する指導」となっている。食に関する指導の目標は以下のとおりである。

　「生涯にわたって健康で生き生きとした生活を送ることを目指し，児童生徒一人一人が正しい食事の在り方や望ましい食習慣を身に付け，食事を通じて自らの健康管理ができるようにすること。また，楽しい食事や給食活動を通じて豊かな心を育成し社会性を涵養すること」

　この目標を見れば，義務教育での食教育は栄養指導を中心とした内容から「食生活全体に関する内容」に視点が広がっていることがわかる。その大きな理由としては，将来の生活習慣病対策と急激な社会変化にともなう日本の食文化崩壊があげられる。つまりは，食を栄養の補給としてとらえるだけでなく，健康教育の一環としての位置づけの明確化や社会生活とのかかわりにまで食教育がかかわっているのである。

　考えてみれば，食という機能なくして人類の存在はあり得なかった。食は人類にとって最も本質的な文化であり，いつの時代にも人類は生活の英知をそこに結集させてきた。食はそれだけ広く深い文化といっても過言ではない。食は人間形成にとって不可欠な要素であり，その食から学べることは多いのである。

　現在，義務教育の現場には多くの栄養教諭が配置され，食に関する指導の担い手として学習に積極的に取り組んでいる。2019（平成31）年に文部科学省より出された「食に関する指導第二次改訂版」には，栄養教諭の職務を図7-3のように示している。

教育に関する資質と栄養に関する専門性を生かして，教職員や家庭・地域との連携を図りながら，食に関する指導と学校給食の管理を一体のものとして行うことにより，教育上の高い相乗効果をもたらします。

(1) 食に関する指導		(2) 学校給食の管理
①給食の時間の指導　給食の時間における食に関する指導　②教科等の指導　教科等における食に関する指導　③個別的な相談指導　食に関する健康課題を有する児童生徒に対する個別的な指導	一体として推進	①栄養管理（献立作成）　学校給食実施基準に基づく，適切な栄養管理　②衛生管理　学校給食衛生管理基準に基づく危機管理，検食，保存食，調理指導　調理・配食　等

教職員，家庭や地域との連携・調整

図7-3　栄養教諭の職務

生涯発達と食生活

　子どもの食事は，発育・発達に欠くことのできない必要な栄養素を補給するものであることに異論を挟む余地はない。とくに，発育（成長）に関しては，しばしば，その欠乏から全身または身体の一部の成長が遅れたり，生活に支障を来たしたりする場合があり，多くの人々に発育が身体の量的増加など形態面の成熟過程であるということが理解されている。

　一方，発達は身体の機能面の成熟過程を示すものであることから，直接的には栄養素摂取と関連がないのではないかと思われがちである。しかし，そもそも「食べる」という行動は，食事に関連する基本的機能である咀嚼や嚥下，消化，排泄等の生理機能の発達から重要な意味をもっている。しかも，毎日の食事は，たんにこれらの生理機能だけでなく，認知をはじめ言語や社会性，知識，記憶，情緒等の精神運動機能が重要な役割を果たしている。もちろん，そのほかにもさまざまな臓器の生理機能や免疫機能などが，十分にその役割を発揮することが不可欠であり，形態的に生涯にわたり正常に成熟しなければならない。

　このように，発育と発達のかかわりは表裏一体の関連が相互に影響し合って存在している。たとえば，"食べたい" という心理的あるいは情緒的な精神的因子が食欲として出現したとき，よりいっそう「食べる」行動が機能として形成されるには，身体的因子としての食物に対する生理的要求である空腹感が一体となって効果的にはたらくものである。

　また，食欲は後天的に種々の経験などを重ねることによって健全に形成されていく。楽しい生活体験や情緒は，人間の視床下部の外側にある摂食中枢を刺激し，いわゆる食が進むが，逆にストレスなど不愉快な情緒的事象があれば，食欲は抑制され食は進まず，時には，空腹であっても食欲は起きない。このため，食欲をはじめとする「食べる」行動の発達については，乳幼児期から学童期，そして成人期にいたるまで種々の生活体験や食育を通じて健全な食習慣の形成を支援することがたいせつとなる。当然，これらは生涯にわたり発達し，それぞれのライフステージに見合った形で形成されるため，発達の時間的経緯を適確に観察し，「食べる」行動に支障を来たさない対応が必要となる。

　そのキイワードは，「食事をすることが楽しい」という時間と空間を常に意識した生活の営みということになる。そのためにも，子どもの発達の観点から家族のコミュニケーションの場としての食卓のあり方に注目したい。

第 **8** 章
特別な配慮を要する 子どもの食と栄養

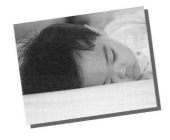

　子ども（小児）は日々発育，発達している点で成人（大人）とは異なる。食事，栄養を考えるうえでも両者の差を考慮する必要があり，このことは健康な小児のみでなく，病気を抱えた子どもたちにもあてはまる。病気のなかで発熱，嘔吐，下痢などの症状をともなう急性疾患では，病状に合わせた食事を選択するが，成人に比べて回復力が旺盛な小児期は，比較的短期間でふだんの食事にもどせることが多い。また，食事療法が治療の基本となっている種類の慢性疾患では，長期にわたる食事管理が必要であるが，小児期に診断されて治療を開始した例では，適切な管理を行なうことによって合併症をともなわずに成人させることが可能となる。

　保育あるいは看護の仕事に従事するうえで，さまざまな"子どもの病気"における栄養と食事の知識を習得し，実践に役立ててほしい。

1 節 子どもの疾患と食生活

1——新生児期，乳児期の疾病と食生活

　出生後1歳までヒトは母乳あるいは人工乳によって哺育され，乳児期後半から1歳以後の食生活に備えて離乳食が与えられるものの母乳，人工乳が栄養の中心となっている。したがって吸啜，嚥下という動作が栄養補給に不可欠であり，それが障害されることによって発育障害が惹起される。表8-1，8-2に示すこれらにおいては適切な医学的介入がまず必要となり，食事に関する指導は次の段階に位置している。健常乳幼児の食生活については他章を参照すること。

表8-1　新生児・乳児における吸啜障害の原因

1．消化管の先天異常	口蓋裂，巨舌，食道狭窄，食道アカラシアとカラシアなど
2．鼻閉，呼吸困難	後鼻孔閉鎖，小顎症，先天性喘鳴，呼吸器感染症（感冒，気管支炎，肺炎など）
3．生活力低下	低出生体重児，重症クレチン症

表8-2　嚥下障害の原因

1．神経，筋の異常	核黄疸，脳性麻痺，昏睡（1型糖尿病，急性脳症など），脳神経麻痺，球麻痺など
2．感染症による異常	口内炎，食道炎，ジフテリア，破傷風など

2——成長，発達異常と食生活

　種々の原因で成長，発達障害を生ずるが，それらに対してもまず医学的な介入が必要である。そのおのおのでの食生活については，2節以降に記載する。

2 節　疾病および体調不良の子どもへの対応

1——発熱と食事

(1) 発熱の定義と原因

　発熱とは種々の原因によって体温が正常域に維持されず高くなった状態をいう。小児期は成人に比べて体温が高く，腋下体温が37.5℃までは発熱といわない。とくに幼児期までは環境温度によって高体温を示すことがまれではない。発熱を認める疾病は表8-3に示すように多岐にわたっており，適切な対応を要する。

表8-3　発熱の原因

原　因	疾　患
感染症	①呼吸器感染症：かぜ，咽頭炎，扁桃炎，副鼻膜炎，気管支炎，肺炎など（ウイルス感染，細菌感染があるが，小児ではウイルス性上気道感染が多い） ②尿路感染症：腎盂腎炎が多い ③発疹性疾患：突発性発疹，麻疹，水痘，風疹など ④消化器感染症：細菌性，ウイルス性腸炎 ⑤中枢神経系感染症：髄膜炎，脳炎など ⑥ウイルス性肝炎：A型肝炎 ⑦細菌性心内膜炎，心筋炎など ⑧全身性感染症：敗血症など ⑨その他：骨髄炎，膿胸など
アレルギー性疾患，膠原病	リウマチ熱，若年性関節リウマチ（JRA），全身性エリテマトーデス（SLE）など
悪性腫瘍	白血病，悪性リンパ腫，神経芽細胞腫など
脱水	新生児，未熟児，乳児では脱水が発熱の原因となることがよくある。とくに高張性脱水の場合に多い
中枢神経障害	脳障害が視床下部，延髄などに及ぶと発熱の原因となる。頭蓋内出血，感染，外傷，外科手術などにともなうことが多い
高温環境	体温調節中枢の発達が未熟な乳児では体温が環境温度に影響されやすい。とくに，低出生体重児や新生児期に多い

(2) 発熱時の食事

　発熱時には消化機能が低下して食欲不振となりエネルギー不足となることが多い。一方，発熱のために代謝が亢進し，脱水も生じて体力が消耗される。そのため，発熱時の食事では以下のような注意が必要である。

①水分補給：脱水を予防するために湯冷し，番茶，麦茶，果汁，薄いスープ，小児用イオン飲料などを適宜与える。

②消化しやすい食品を，食べやすい形で与える（くず湯，かゆ，茶碗蒸し，ゼリー，プリン等）。

③上気道炎で嗽咳がある場合，嘔気を認める場合には咽頭を刺激しやすい酸味の強い食品は避ける。

④尿量で脱水の程度を推測して水分を十分与える。

⑤摂取可能な量を頻回に与え，解熱したら日常の食事にもどす。

2 ── 嘔吐と食生活

　嘔吐は表8-4のように種々の疾患にみられる。新生児期から乳児期早期には消化管の奇形，中枢神経系の異常（感染を含む），代謝異常などすみやかに診断して適切に治療を行なわなければならない疾患が多い。これに対して幼児期以降には精神的な要因にともなう嘔吐や胃腸炎，上気道炎などにともなう嘔吐が増加する。そのような場合，嘔吐は長時間続かないので，嘔気が治まったら水分補給から始めて，食事を徐々にもどすようにする。また，幼児期から学齢期には，従来自家中毒症とよばれていたアセトン血性嘔吐症の頻度が高く，

表8-4　嘔吐の原因

新生児期	①初期嘔吐（生理的嘔吐） ②消化管閉塞（食道閉鎖，十二指腸狭窄・閉鎖，幽門狭窄，鎖肛など） ③消化管の機能異常（メコニウムイレウス，新生児メレナなど） ④授乳時の問題（空気嚥下，腹部の強い圧迫，過飲） ⑤消化管以外の異常（中枢神経系異常，敗血症，尿路感染症，副腎皮質過形成，先天代謝異常）
乳児期	①機能性嘔吐（生理的嘔吐，食事過誤，過食，食物アレルギー，嗽咳，乗物酔い） ②器質性嘔吐（幽門狭窄，横隔膜ヘルニア，腸重積，虫垂炎，感染性下痢症） ③代謝障害（代謝性アシドーシス—糖尿病など，代謝性アルカローシス—Bartter症候群，高アンモニア血症など） ④その他（脳圧亢進，尿毒症，薬物中毒など）
幼児・学齢期	①機能性嘔吐（精神的嘔吐—欲求不満，興奮，乗物酔い，腹性てんかんなど），アセトン血性嘔吐症 ②器質性嘔吐（急性・慢性胃腸炎，食中毒，上気道炎，咽頭炎，肝炎，消化管閉塞—イレウス，ヘルニアなど） ③その他（髄膜炎，脳腫瘍，代謝性アシドーシス，尿毒症，高アンモニア血症，薬物中毒）

その場合にはグルコース濃度の高い電解質液の静脈内投与（点滴静注）が著効するので，これを第一に選択することが重要である。症状が軽快したら，糖質中心で脂質を制限した消化のよい食事を開始する。

3——下痢・便秘と食生活

(1) 下痢の食事

　乳幼児は栄養方法，離乳の状況，月齢などによって便性が異なり，個人差も大きいが，"ふだんと異なる"便性を示し，体液（水と電解質）が失われた状態が下痢であると考えてよい。下痢を生ずる原因は表8-5のように多く，対応を誤ると脱水症に陥るため，ふだんから一人ひとりの便性および回数をよく把握しておくことが必要である。

表8-5　下痢の原因

腸管感染症	①細菌性：病原大腸菌，赤痢，サルモネラ，カンピロバクター，黄色ブドウ球菌，腸炎ビブリオ，エルシニア ②ウイルス性：ロタウイルス，ノロウイルス，アデノウイルス，エンデロウイルスなど ③寄生虫：原虫，真菌など
腸管外感染症	尿路感染症，中耳炎，呼吸器感染症など
食事性	過食，乳汁への過量のショ糖添加，初めての食べ物，冷たい食べ物など
アレルギー	食物アレルギー，じんましん，アレルギー性胃腸炎
吸収不全	糖質，たんぱく質，脂質の消化吸収不全症
内分泌疾患	先天性副腎皮質過形成，甲状腺機能亢進症
その他	先天性・後天性免疫不全症，クローン病，潰瘍性大腸炎，膵機能不全，情緒障害など

　乳幼児の軽症の下痢の場合には食事療法が中心となり，①脱水の予防あるいは改善のための水，電解質の補給，②消化のよい食物による胃腸機能の回復が治療の目的となる。母乳栄養児では母乳投与は続行し，人工栄養児でもミルクを希釈する必要はほとんどない（現在市販されている一般育児用の調整粉乳は組成も濃度も母乳に近づけてあるため）。

　この際，いずれの場合にも哺乳間隔は従来どおりとして従来量を与え，合間には経口補液剤（医師の処方が必要）あるいは小児用イオン飲料を与える。表8-6に示したとおり，乳幼児用の経口電解質液のカリウム含有量は成人用の

表8-6　乳幼児下痢症に使用する経口電解質溶液

品　名		組　成					
		Na	K	Cl	糖	エネルギー	浸透圧
			(mEq/L)		(g/L)	(kcal/L)	(mOsmol/L)
治療用	ソリタT顆粒2号	60	20	50	22	88	205
経口補液	ソリタT顆粒3号	35	20	30	23	92	167
小児用	アクアライト	30	20	25	50	200	290
イオン飲料	アクアサーナ	25	20	20	40	160	285
スポーツドリンク類		9〜23	3〜5	5〜18	60〜105	240〜420	300〜370

スポーツドリンク類に比べて高いが，これは下痢によるカリウム喪失を補うためである。

　乳児期は離乳食の投与を中止して母乳あるいはミルクのみにすることもあるが，症状が軽い場合には，少量のでんぷん質は与えてもよい。治療食としては，野菜スープ，かゆ，煮込みうどん，馬鈴薯（軟らかく煮てつぶしたもの）などが適しており，脂肪分の多い食事，かんきつ類などは使用しない。

(2) 便秘と食生活

　必ずしも回数にはこだわらないが，排便時に苦痛をともない，排便が困難な場合を便秘という。乳幼児の排便回数にはかなり個人差があるため，食事の状況，栄養状態，体重増加が良好であれば毎日排便がなくても問題はない。しかし，乳幼児で3日以上便通がない場合は異常ととらえることが必要である。

　便秘の原因は，表8-7に示したとおりであるが，1および2の場合は医療機関での管理が必要である。3の場合には以下のように対応する。

　乳幼児期：哺乳回数および哺乳量を検討し，母乳栄養児で体重増加が適切で

表8-7　便秘の原因

1．器質的な疾患に基づく便秘	消化管閉鎖（メコニウムイレウス，鎖肛を含む　） Hirschsprung　病
2．疾患に基づく機能性便秘	①頻回の嘔吐（幽門狭窄など） ②腸管，腹壁の筋緊張低下（脳性麻痺，先天性甲状腺機能低下症，ビタミンD欠乏症など） ③脱水時
3．食事，生活習慣にかかわる便秘	①糞便量の減少（哺乳量不足，離乳開始遅延など） ②硬便（牛乳〈カゼイン〉過剰摂取，発熱，水分摂取不足） ③排便指導の過誤（意識的な抑制を含む）

ない場合には人工乳を追加補充する。人工栄養児の場合には，調乳が正しく行なわれているかを検討し，各乳児の適量を評価して不足であれば補充する。体重増加がよい場合はこより浣腸，綿棒浣腸を行なう。また，かんきつ類の果汁，糖水，マルツエキス[*1]の使用も考える。

　幼児期は食事量の不足（少食）や偏食が便秘の原因となることが多いので，食事状況を詳しく調査して個々に対応する。また，便意があるときはがまんさせないようにする。

4——脱水への対応

　軽度の脱水であれば先述した表8-6の経口イオン飲料によって対応可能であるが，明らかな脱水症に対しては小児科での適切な対応が必須である。また，脱水症についての知識は医療従事者はもとより保護者にも必要である。

(1) 脱水症の定義

　ヒトが生命を維持するためには水分摂取が不可欠であり，1日の尿量および不感蒸泄による水分喪失とで表8-8のようなバランスを保っている。嘔吐，下痢，発熱などの病的状態があると体内の水分と電解質が失われ，さまざまな症状を認めるようになるが，これを脱水症と

表8-8　水分の出入り

	必要量 (ml/kg/日)	不感蒸泄量 (ml/kg/日)	尿量 (ml/kg/日)
乳児	150	50〜60	80〜90
幼児	100	40	50
学童	80	30	40
成人	50	20	30

表8-9　脱水の程度と症状

	軽症	中等症	重症
体重減少（%）	3〜5%	8〜10%	15%
意識状態	不機嫌，うとうとしている	傾眠	昏睡
チアノーゼ	−	±	+
口唇乾燥	+	++	+++
皮膚の弾力性（ツルゴール）の低下	+	++	+++
眼窩・大泉門の陥凹	+	++	+++
脈拍	頻脈	触れにくい	触れない
痙攣	−	±	+

[*1]　乳幼児の便秘治療薬として市販されている。デンプンを麦芽で糖化した製剤で，栄養を与えながら軟稠便を排出させる役割をもっている。

定義している。脱水の程度とそれにともなう症状は表8-9に示すようであり中等症以上では生命の危険もともなっている。しかし，最近では脱水についての知識が一般にも普及したためか，重症脱水症に遭遇する機会はかなり少なくなってきた。

(2) 脱水症の分類と病因

脱水に陥った際の体液の浸透圧の値から，脱水症は低張性，等張性，高張性に分類される。浸透圧の測定には特別の機器を必要とするので，実際には浸透圧を表わしている血清ナトリウム（Na）濃度からこれを分類し，Na^+濃度が130mEq/L以下を低張性，130〜150mEq/Lを等張性，150mEq/L以上を高張性脱水とする。このおのおのを引き起こす原因は表8-10のようであり，低・等張性脱水と高張性脱水は表8-11のように区別される。

明らかな脱水症状に対しては輸液治療が第一選択となるため，脱水症ではまず医療機関を受診するべきである。

表8-10 脱水症状の分類と原因

低張性脱水症	肥厚性幽門狭窄症 乳幼児下痢症 先天性副腎皮質過形成症など
等張性脱水症	発症の初期あるいは軽症で脱水の程度が軽い場合には，水，電解質のバランスが保たれて等張性脱水となる
高張性脱水症	高熱に水分摂取不足がともなう場合 水様頻回の下痢 夏季熱 尿崩症など

表8-11 低，等張性脱水と高張性脱水の鑑別

	低ないし等張性脱水	高張性脱水
血清Na（mEq/L）	150以下	150以上
発熱	−	+
皮膚粘膜	湿潤	乾燥
皮膚弾力性（ツルゴール）	低下	正常
神経症状	うとうと，傾眠傾向	不安，興奮
循環症状	脈拍不良，チアノーゼ	末梢循環は比較的良好

3 節　食事療法が必要な子どもへの対応

1──内分泌・代謝異常

(1) 肥満

　わが国の学童では肥満傾向を示す例が年々増加しており，文部科学省（2019）の統計では全国的に4〜11％の学童が肥満傾向にあることが報告されている。また，最近の調査では，幼児肥満が学童から成人の肥満に関係しているとの報告もある。

　肥満の評価方法を表8-12に示すが，乳幼児の肥満評価に用いるカウプ指数は，成人の指数であるBMI（body mass index）と等しい計算方法で算出される（ただし年齢によって基準域が異なる）。一方，学童では，内分泌的環境の相違から男女で発育速度が異なるため，BMIでの評価が不適切な場合もある。このような観点から，日本では学童肥満の評価に年齢別・身長別肥満度が用いられることが多く，小児科領域の内分泌専門医はこれを用いている。

　小児期に肥満を認める疾患を表8-13に示すが，このうち95％は単純性肥満である。単純性肥満の基礎的な成因は摂取エネルギーが消費エネルギーを上回ることにあるが，それに加えて，遺伝的に太りやすい体質，精神的なストレス

表8-12　肥満の評価方法

1．乳児期〜2歳ぐらいまで	カウプ指数 $$\frac{体重（g）}{〔身長（cm）〕^2}\times 10$$ 20以上：肥満傾向　22以上：肥満
2．幼児〜学齢期	年齢別身長別肥満度 $$\frac{実測値-同年齢同身長の標準体重}{同年齢同身長の標準体重}\times 100（\%）$$ 20〜30％：軽度肥満 30〜50％：中等度肥満 50％以上：高度肥満
3．高校以上〜成人	BMI(body mass index) $$\frac{体重（kg）}{〔身長（m）〕^2}$$ 25以上を肥満とする

表8-13　肥満の成因と分類

1．単純性肥満	①摂取エネルギー＞消費エネルギー
	②遺伝的に太りやすい体質
	③精神的ストレスによる過食
2．症候性肥満	①内分泌疾患
	甲状腺機能低下症，Cushing症候群など
	②染色体異常
	Down症候群，Turner症候群，Prader-Willi症候群
	③その他の症候群
	Fröhlich症候群，Laurence-Moon-Biedl症候群など
	④医原性
	ステロイドホルモン投与

による過食などが発症にかかわっている。

　小児肥満の治療は容易ではないが，子どもは発育途上にあることも考慮して無理をせずに長期間続行可能な食事療法を考慮する必要がある。そのためには患児，保護者との話し合いを十分に行なって一人ひとりに適合する治療を検討することが要求される。

(2) やせへの対応

　体重が正常域に満たず異常に減少した状態を「やせ」と定義する。学童では肥満度が－10％以下をやせ，－20％以下をやせすぎと判定する。乳幼児ではカウプ指数15以下をやせとする。体質的なやせを除くやせの原因を表8-14に示すが，これらの大部分は食事以前に医学的な対応が必要である。

表8-14　「やせ」の原因

1．環境要因	①不適切な育児
	授乳の誤り，虐待，愛情遮断
	②中毒（脂溶性ビタミン，重金属など）
2．器質的疾患	①内分泌疾患
	甲状腺機能亢進症，1型糖尿病，アジソン病，尿崩症など
	②非内分泌疾患
	消化器疾患（慢性下痢症，各種吸収不全症など），先天性心疾患，腎不全など
	③神経性食思不振症

(3) 糖尿病

　血糖調節にかかわるホルモンであるインスリンの分泌不全，あるいは作用不足によって生ずる持続的な高血糖状態を糖尿病と称し，小児期にも1型，2型

表 8-15　小児糖尿病の分類

	1型	2型
体型 発病経過 ケトアシドーシス 家族の糖尿病	やせ型 急激 しばしばみられる まれ	肥満傾向 緩徐 まれ 高頻度にみられる
治療	①インスリン ②適切な食事	①食事・運動療法 ②経口血糖降下薬 ③インスリン
日本の小児における発病率	1〜2人／10万人 （5〜15歳で発症する例が多く， その後はまれ）	5〜6人／10万人 （中学生以後に多く，小学校 低学年ではまれ）

の双方がみられる。両者の特徴を表8-15に示す。1型は小児に多くみられる病型であり，その発生頻度は白人で高く，日本人では欧米の10分の1から30分の1と低いが，それでも日本の子どもの有病率は1万分の1（年間発生頻度は10万人あたり1〜2人）である。1型糖尿病の治療の基本はインスリン療法であるが，食事療法もたいせつであり，同年齢の健常小児において必要な栄養摂取量が患児でも必要である。各年齢における栄養摂取量は，厚生労働省の「日本人の食事摂取基準（2020年版）」における身体活動レベルⅡ（ふつう）を投与基準とする。

　一方，2型糖尿病は成人に多い病型であるが，日本では中学生を中心にかなりみられ，年間発生率は10万人あたり3〜8人に達し，その85％が肥満をともなっている。2型糖尿病治療の中心は食事，運動療法であるが，成人とは異なり小児においては過度のエネルギー摂取制限を行なってはならない。多くの患

表 8-16　小児2型糖尿病の治療方針（駿河台日本大学病院小児科）

1. 各年齢における日本人の食事摂取基準（2020年版），身体活動レベルⅡ（ふつう）を健常児のエネルギー摂取量の基本とする。
2. 原則として中程度以上の肥満を認める場合にはエネルギー摂取量を同年齢の健常児の摂取基準の90％程度に制限し，軽度肥満〜非肥満では95％を目安として治療を開始する。
3. 3栄養素の配分比は糖質53〜57％，たんぱく質15〜17％，脂質30％を基本とする。
4. カルシウム，鉄，食物繊維を十分に与える。
5. 1日の摂取エネルギーの5〜10％を消費するような運動メニューを作成する。
6. 上記の治療に抵抗する場合には，経口血糖降下薬あるいはインスリンを使用する。

者の治療経験から駿河台日本大学病院小児科では小児2型糖尿病の治療方針を表8-16のように設定した（学童糖尿病検診研究会でもこれを使用している）。

2——消化器疾患

　嘔吐，下痢などの治療については第2節に記述したとおりである。

3——アレルギー疾患

(1) 食物アレルギー

　食物成分が原因となって生ずるアレルギー反応を食物アレルギーと定義する。感作を引き起こす原因，すなわち抗原（アレルゲン）としてはたんぱく質性食品（卵，牛乳，肉，魚等）が多いが，小麦，そばなどの穀類，野菜，果実など多岐にわたっており，消化，吸収機能や免疫能の未熟な乳幼児では過敏反応を生じやすいとされている。

　食物アレルギーの症状は表8-17のように多様であり，時にはアナフィラキシーショック[*2]を生じ，このような場合には緊急な対応が必要である。また，アレルゲンとなる食物を摂取しても毎回症状を生ずるとは限らず，何が原因かを特定することは困難な場合が多いが，食事記録を詳しく分析するとともに，各種アレルゲン（最近ではかなりの食品のアレルゲンが作成されている）に対する血液検査を行なって診断を確定する。

　アレルゲンを特定した場合は，それを除去した食事を与えるが，治療には小児アレルギーの専門医を必要とする。

表8-17　食物アレルギーの症状

区分	症状
全身症状	発熱，ショック症状（アナフィラキシー）
消化器症状	嘔吐，腹痛，下痢
呼吸器症状	鼻汁，くしゃみ，嗽咳，喘鳴，呼吸困難
皮膚症状	発疹，掻痒感
その他	たんぱく尿，血尿，頭痛，めまい

[*2]　アレルギー反応の1つで，抗原抗体反応によって急激なショック症状を生じ，著しい場合は死にいたる反応。

(2) その他のアレルギー疾患

　小児期にはアトピー性皮膚炎，気管支喘息など種々のアレルギー疾患が多くみられる。これらの一部では食物アレルゲンの関与が示唆されるものの，症状と食物アレルゲンとの関連については不明な場合がほとんどであり，またそれらの治療には専門医が必要とされるため，医師の指示なしに食事指導を行なうべきではない。

4──先天性代謝異常症

　特定の一種類の遺伝子に先天的な変異が存在し，そのために症状を呈する疾患を先天性代謝異常症と総称する。その多くには有効な治療法が確立されていないが，ごく一部には食事療法が有効である。食事療法が行なわれているおも

表8-18　先天性代謝異常症の食事療法

	摂取制限を要する物質	治療の基本
フェニルケトン尿症* および高フェニルアラニン血症*	フェニルアラニン（Phe）	治療用ミルク摂取 自然たんぱく摂取制限 低Pheペプチド摂取
メープルシロップ尿症*	分岐鎖アミノ酸 ロイシン（Leu） イソロイシン（Ileu） バリン（Val）	治療用ミルク摂取 自然たんぱく摂取制限 ビタミンB_1投与
ホモシスチン尿症*	メチオニン（Met）	治療用ミルク摂取 自然たんぱく摂取制限 ビタミンB_6，ベタイン投与
尿素サイクル異常症	たんぱく質	たんぱく摂取制限，治療用ミルク，高糖質・高エネルギー食 安息香酸ナトリウム，L-アルギニン投与
メチルマロン酸血症， プロピオン酸血症	イソロイシン（Ileu） バリン（Val） メチオニン（Met） スレオニン（Thr）	たんぱく摂取制限，治療用ミルク，高糖質・高エネルギー食 L-カルニチン投与
ガラクトース血症*	バリン（Val） ガラクトース（摂取禁止）	治療用ミルク摂取 禁ラクトース，禁ガラクトース
糖尿病1型	ラクトース，ガラクトース，ショ糖 フルクトース 動物性油脂	高糖質頻回食 ラクトース，ショ糖，フルクトース摂取制限（全糖質の5%以内） 治療用ミルク，コーンスターチ投与

*新原児マス・スクリーニング対象疾患

な疾患と治療方法を表8-18に示すが，そのなかで新生児期にマス・スクリーニング[*3]が行なわれている疾患（表中＊印の疾患）では，早期治療によって健康に成人し，すでに出産を経験した例も報告されている。

　先天性代謝異常症の食事療法はきわめて特殊な治療であり，十分な知識と経験をそなえた小児科医と管理栄養士にその治療は任せるべきではあるが，一部の疾患では治療ガイドブックが刊行されているので，それらで治療の概要を把握することが可能である。

5──低出生体重児

　出生時の体重が2500g未満の場合を低出生体重児とよび，体重別に表8-19のように分類されている。低出生体重児の管理は専門医療施設で行なわれており，きわめて特殊である。

　その詳細は専門書を参考に学習を深めることが重要である。

表8-19　出生児体重による新生児の分類（命名）

高出生体重児	出生体重4000g以上（2500g以上，4000g未満を正常域とする）
低出生体重児	出生体重2500g未満
極低出生体重児	体重1500g未満
超低出生体重児	体重1000g未満

 研究課題

1．年齢ごとの水分必要量と脱水時の水分補給量の目安について，検討してみよう。
2．糖尿病における食事管理（小児と成人の差について）を考えてみよう。
3．日本人の食事摂取基準（2010年度版）について学習しよう。

推薦図書

●『小児科学』（第2版）　白木和男・前川喜平（監修）　伊藤克己他（編）　医学書院
●『育児にかかわる人のための小児栄養学』　山口規容子・水野清子　診断と治療社

[*3]　1977年から全国の新生児に行なわれている検査で，治療法がある先天性代謝異常症の早期発見を目的としている。

食事療法のガイドブックについて

　慢性に経過する小児疾患のなかには，食事療法が治療の中心となる疾患があり，その一部には治療の目的，方策，実施についての解説書が刊行されているので，その一部について紹介する。

① 『改訂2008　食事療法ガイドブック　アミノ酸代謝異常症・有機酸代謝異常症のために』　特殊ミルク共同安全開発委員会（編）

　本冊子は新生児マス・スクリーニングで発見される先天性アミノ酸代謝異常症，先天性有機酸代謝異常症の病気の成り立ち，食事療法の理念と実施について記載されており，治療を担当する医師，管理栄養士に役立つだけでなく，患者の保護者にも理解できる内容になっている。

② 『2016年度改訂　食事療法ガイドブック　アミノ酸代謝異常症・有機酸代謝異常症のために　フェニルケトン尿症（PKU）の食事療法』　代謝異常児特殊ミルク供給事業・特殊ミルク共同安全開発委員会第二部会（編）

　新生児マス・スクリーニングにおいて最も多く発見されるフェニルケトン尿症の食事療法について詳しく記載された案内書であるが，出版物として刊行されてはいない。しかし，特殊ミルク事務局のホームページから全文をダウンロード可能である。

③ 『2013年度改訂　わかりやすい肝型糖原病食事療法』　特殊ミルク共同安全開発委員会（編）

　日本においても比較的頻度が高い先天性糖質代謝異常症である肝型糖原病の食事療法の解説書である。2018年度現在，冊子として刊行されていないが，特殊ミルク事務局のホームページからダウンロードが可能である。

④ 『小児・思春期糖尿病管理のてびき　改訂第3版』　日本糖尿病学会・日本小児内分泌学会（編）

　小児糖尿病に関するわかりやすい解説書で1型，2型のいずれの病型についても記載されており，2011年に改訂第3版が刊行された。

⑤ 『特殊ミルク情報』

　年1回，特殊ミルク共同安全開発委員会広報部会から発行されている小児代謝病に関する情報誌である。毎号に，小児期に発症するさまざまなな先天性代謝異常症の特集が組まれ，治療にかかわっている医療従事者，保育・教育担当者に有用な情報が得られる内容となっている。

第 9 章
障がいのある子どもの食生活

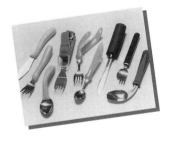

　障がいの有無や健康であるかないかにかかわらず，人は食物という形で生きるための栄養を得ており，障がいのある子どもも他の人たちと同様に，身体に取り込んだ栄養によって臓器をはたらかせ，体温を維持し，日常生活のための種々の行動を営むという原則に変わりはない。しかし，日常生活行動などの制限が多い障がいのある子どもにとって，身体の栄養を得る食事の時間は，日々の生活のなかで他の人たちと交わりながら，おいしい食べ物を味わって心の栄養を得ることができる貴重な時間でもある。この点については，みずから選択できることが少ない障がいのある子どもの食事に対する配慮が必要となる。障がいのある子どもの食生活にかかわる人たちは，障がい内容への配慮とともに，子どもの発育を促す意味から，障がい内容や原疾患の特徴を十分に考慮しながら，生活機能としての摂食嚥下機能の発達をうながすとともに，食事をとおして社会参加をうながすなどの食事環境への支援などを含めた心身両面にわたる食生活への支援を行なうことがたいせつである。

1 節　障がいの特徴と食生活　

　人は食物という形で生きるための栄養を得ている。健康な人も病気の人も，障がいのある人もない人もこの原則は変わらない。衣食住の生活の基本のなかで，食が最も基本といわれるゆえんである。障がいのある子どもも他の人たちと同様に，身体に取り込んだ栄養によって臓器をはたらかせ，体温を維持し，日常生活のための種々の行動を営む。そして，行動などの制限が多い障がいのある子どもにとって身体の栄養を得る食事の時間は，制約のある日常生活のなかで食物を味わいながら心の栄養を得ることができる貴重な時間である。障がいのある子どもの食生活は，子どもの発育をうながす意味から心身両面が十分に考慮された支援が必要である。

1——障がいの種別と特徴

　食事に何らかの支援を必要とする子どもの障がいには，未熟児性，形態異常，神経・筋系障害，咽頭・食道機能障害，知的障害，精神心理的問題などがあり，これらが重複している場合も多い（田中，1989）。母親などの訴えは，次に示したとおりさまざまである。

　・ミルクが飲めない　　　・離乳食を飲み込まない
　・嘔吐が頻繁にある　　　・むせやぜい鳴がある
　・流涎（よだれ）がある　・液状食品の鼻漏がある
　・噛まずに丸呑みする　　・まわりを汚す
　・食具（スプーン，箸など）が使えない

　また，障がいのある子どものなかには，出生直後の乳児期から，吸啜機能が不全で哺乳障害の既往がある場合が多い。重度の場合には，哺乳障害により経管栄養となり，その後は嚥下障害によって経口からの摂取が進まず，継続して経管による栄養摂取が主となり，口からの摂取経験が少ないために摂食時にどのように口腔・咽頭・喉頭部を動かすかの協調を学ぶことができずに，症状として摂食嚥下障害を呈している。

　摂食嚥下障害は原因により表9-1のように分類できる。

表9-1　摂食嚥下障害の原因からみた分類（上田，1994）

①嚥下機能が未熟なまま出生した早産児
②形態面の異常が機能不全の原因となっている唇顎口蓋裂，小顎症（ピエール・ロバン症候群など），喉頭軟化症，食道狭窄症等
③脳性麻痺に代表される口腔領域の諸器官の協調運動障害によるもの
④摂食の機能獲得が感覚─運動のくり返し学習によってなされるため，学習が苦手な機能未熟な知的障害児
⑤習慣性の嘔吐や経管依存症，極度の偏食など精神・心理的問題や育児環境の影響により，食物摂取行動や機能に不全を呈する小児

　子どもの摂食嚥下障害の特徴は，摂食機能が営まれる口腔・咽頭部が発育途上であることから，形態の成長程度に機能発達が強く影響されることである。摂食嚥下機能全体の発達段階のどの段階に機能不全がともなっているか，摂食機能の遂行過程のどの動きが障がいされているかについて，原疾患の特徴と口腔・咽頭部の成長程度を十分考慮したうえでの理解が必要である。

2──障がいのある子どもの栄養管理・栄養基準

　障がいのある子どもの場合の栄養管理・栄養基準は，日常生活に制限の多い肢体不自由のある子どもと多動で動きの激しい知的障害のある子どもの場合では大きく異なり，年齢や体重により食事摂取基準を決めることは不合理となる。障がいのある子どもの場合にはとくに個人による差が大きいため平均という概念はあてはまりにくい。

　障がいのある子どもの推定エネルギー必要量を求めるには，一般に明らかにされている日常生活活動のエネルギー代謝率（RMR）または活動代謝量（Ea）をそのまま適用することは難点があり，以下のようなくふうがなされている。

①あらかじめ個人ごとに各種動作時の心拍数-エネルギー消費量関係式を作成し，この式に一日の心拍数を代入して算定する。
②生活活動調査をもとに生活活動指数を求め，生活活動ランク表を作成して個々人の値を算出する。
③残食調査を行なって，実際に摂取された食事の量から，そのエネルギー量を把握し，それから食事摂取基準を推計する。

　障がいの種類によっては，低たんぱく食が必要であったり，各種アレルギー食のように，摂取食品が大幅に制限される場合も多い。このようななかで個々

人の体位や生活動作能力などの情報をふまえて，学校や施設では給食に段階を設定する必要がある。食事量についても主食副食の盛りつけ量などで調整することになるが，知的障害を含めて障がいのある子どもの場合には慎重な配慮が必要である。とくに，他の児童と量や異なる献立の場合には，心理面での複雑な影響や感情的なトラブルの発生にもつながることも危惧されるため注意が必要である。

2 節　摂食嚥下機能の発達および障がい特徴と食生活

摂食の言葉としての意味は，広義には食物の認知から胃にいたるまでの一連の動きをさすが，狭義では食物を認知して口腔に取り込み，咀嚼して嚥下の前までの動きをさし，摂食嚥下と連続して表現して広義の摂食の意味を表わしていることが多い。このような意味に基づいて，摂食嚥下機能の定型発達過程および機能不全のおもな症状と対応する調整食*1の関連について機能獲得の順を追って，表9-2に示した。

表9-2　摂食嚥下機能発達過程と機能不全のおもな症状に対する調整食との関連（田角・向井，2006を一部改変）

発達過程	定型発達の特徴	機能不全の主な症状	対応する調整食
①経口摂取準備期	哺乳反射，指しゃぶり，玩具なめ，舌突出，等。	拒食，過敏，接触拒否，誤嚥原始反射の残存等。	ペースト粥，ゼリー粥まとまりペースト，ムース
②嚥下機能獲得期	下唇の内転，舌尖の固定，舌の蠕動様運動での食塊移送など。	むせ，乳児嚥下，逆嚥下，食塊形成不全，流涎など。	
③捕食機能獲得期	顎・口唇の随意的閉鎖，上唇での取り込み（擦り取り）など。	こぼし（口唇からのもれ），過開口，舌突出，スプーンかみなど。	つぶし全粥まとまりマッシュ
④押しつぶし機能獲得期	口角の水平の動き（左右対称）舌尖の口蓋皺襞への押し付けなど。	丸のみ（軟性食品），舌突出，食塊形成不全（唾液との混和不全）など。	ぶつし軟飯軟菜
⑤すりつぶし機能獲得期	口角の引き（左右非対称），頬と口唇の協調運動，顎の偏位など。	丸のみ（硬性食品），口角からのもれ，処理時の口唇閉鎖不全など。	

---

*1　調整食の内容については Column 9 を参照

1──乳汁摂取の機能障害と食生活

　吸啜・嚥下の動きは胎生13〜14週ごろから出現する（Prechtl, 1988）が，24週ごろまでにみられる吸啜運動は non-nutritive pattern で（Golubeva, Shuleikina & Vainstein, 1959），吸啜の動きがリズミカルになるのは在胎週数[*2]28週，嚥下をともなった吸啜運動が確立するのは在胎34週ごろ以降である。早産児の多くは修正週数35〜36週まで経管栄養を必要とし，超早期産児では3か月以上に及ぶ場合もある。早産の未熟児が経口からの哺乳が困難な理由のひとつに口腔の形態的な特徴（異常）がある。早産児は胎生中と異なり，保育器のなかでの管理になるため，いわゆる未熟児顔貌とよばれる特徴ある形となるが，乳首を口腔内にとらえて吸啜を行なう場である口蓋の形態も特徴的な楕円形となり，乳首が安定せず吸啜圧がかかりにくい。

　このような吸啜・嚥下機能が未熟性の早産児への育児支援の基本は，吸啜や嚥下の動きの中心をなす口唇や舌などの口腔領域への感覚刺激の経験の圧倒的な少なさを補うことにある。non-nutritive suckling[*3]は胃液分泌の増加をもたらすとの報告（Widstrom et al., 1988）のように，non-nutritive suckling による感覚刺激は，消化活動に対する効果，ホルモン分泌効果，体重増加作用などがあるとの報告もある。経管による栄養確保を基に，いつごろから経口摂取を開始するかは，哺乳反射の消長，触覚に対する過敏の程度，口腔領域の動き，消化状況などを考慮しながら，個々の状態を診たうえで生活全体の育児支援の検討が必要である。

2──固形食物の摂取機能発達とその障がい特徴

(1) 嚥下と嚥下障害

　乳汁以外の食物を摂取するためには，嚥下の動きである食塊形成と食塊の咽頭への送り込みの口の機能発達が必要である。嚥下時における1回で飲み込む量の塊（食塊）をつくる動きは，舌の側縁部から順次正中部に向かって舌背面を口蓋に押しつけながら正中部に食塊を集める動きである。食塊はつくられな

＊2　妊娠週数から2を引いた週数が胎児の在胎週数
＊3　乳汁摂取をともなわない吸啜，いわゆる空すい。

がら舌尖から舌根に向かって咽頭に送られていく。健康乳児では，離乳の初期頃に発達するこのような嚥下の動きも，障がいが重度になると年齢を経ても発達途上の場合も多く，経鼻経管や胃瘻*4などによって栄養が補われている。

　嚥下は，意識下に嚥下反射の誘発が可能なように随意性に富むものの，食物摂取時には食塊の口狭部や咽頭部への触圧覚刺激によって嚥下反射が誘発される。このような触圧覚刺激も，受容する子どもが与えられた刺激に対して過剰に反応してしまう（過敏）場合がある。このような症状がおもな原因となって嚥下反射に結びつくことができない嚥下障害を触覚過敏による嚥下障害とよんでいる。また，哺乳のための原始反射である探索反射や吸啜反射などが残存していて，嚥下の随意的な動きを阻害しているために嚥下障害になっている場合もみられる。

　発達段階が嚥下獲得期の調理形態は，粒のないペースト状の嚥下しやすい形態とすることが必要である。舌の食塊形成の動きが未熟であっても嚥下が容易となるように液状食品にとろみをつける，一口の量は多くならないようにする，などのくふうもむせや誤嚥の予防のためにたいせつとなる。体幹や頸部が安定していない障がいのある子どもの場合には，日常の食生活において，嚥下時のリスク（誤嚥，窒息）を軽減するために安定した食事姿勢をとるくふうも必要である。

(2)　固形食物の処理機能の発達とその障がい

　嚥下機能の発達過程は，舌，顎，口唇などの動きが協調して嚥下機能が獲得されると，順次，捕食（口唇による口腔内への食物摂取）機能→押しつぶし（舌で食物を口蓋前方部に押しつけてつぶす）機能，→すりつぶし（臼歯や臼歯相当部歯槽提での臼磨運動によるつぶす動き，狭義の咀嚼運動にあたる）機能の発達がなされる。障がいのある子どもの場合には，これらのどこまでの機能が獲得されているかで水分の摂取も含め摂取できる食品の形態が異なる。また食事介助を必要とする場合の介助方法や自立して食べている場合でも口の機能が発達途上の場合が多いので，機能発達をうながすためにも発達程度を知り，日常の食生活での支援をくふうすることが求められている。表9-3は，これらの食事形態と食事介助の一例である。

＊4　経口不可能のときに腹壁から胃へのルートを設けて栄養剤の注入を行なう。

表9-3　おもな食品類の食事形態のくふう（二見ら，2003）

食品区分		食事形態	特徴・問題点など
主食	米飯 パン めん	小口おにぎり…三角・俵型など 小口サンドイッチ 軟煮，刻み	手づかみで食べられる 片麻痺等
おかず	魚・肉	切り身を25〜30gにして調理，2〜3個つけ （骨付魚不使用または除去）または粗刻み， すり身（要汁け），煮こごり	一口大になっているためフォーク 等でも食べられる 左手にても摂食可
	野菜	生野菜…ゆでるまたは刻んであえる 煮野菜…粗刻み，熱煮	モソつかないで食べやすい 咀嚼，嚥下障害時
	芋類	一口切り…軟煮，マッシュ，つぶし煮など	食べやすい
	漬物	刻み，薄切り	塩分のうすいものを選ぶ 葉物はのどに付着するので注意
果物	甘夏みかん	上皮を除き房をはずしてつける →さらに内皮を除き実のみにする （一部の人）	手間を要する 衛生面に注意 酸味の強いものは避ける
	りんご	一口大に切る，薄切りにする， すりりんご，ジュース	堅い，のどにつかえる
	ぶどう	房から1粒ずつはずす， ジュース	つまめない， 口の中で皮の処理できない
	いちご	2分の1にカット，ジュース	大きさに注意

・捕食の動き：口唇に触れられたスプーンなどの食具から食物を取り込む際に，下顎の一回の開閉運動による口唇の閉鎖で，上唇に触れた食物を口腔内にこすりとる一連の動きが発達する。

①食物を目や香りなどで確認して開口する

②食具（スプーンなど）が下唇に触れると口を閉じ始める

③口を閉じる動きによって食具上の食物が上唇に触れると，上下唇で食具をくわえて食物を上唇で口腔前方部へ擦り取る

④口腔内に取り込まれる動きによって，同時に口腔前方部の舌背上の食物は口蓋趨壁に押しつけられ，食物の大きさや硬さなどの物性が感知される

・押しつぶす動き：下顎の随意的な動きの発達と舌筋の発達によって，押しつぶすことができる食品の硬さが順次増してくる。押しつぶす動きは，次に示したとおりにすすむ。

①捕食された食物を舌で包み込むようにしながら口蓋前方部に押しつける

②口蓋と舌で食物がつぶれなければ嚥下できない硬さであることを触圧覚で

感知する

③感知された感覚に応じて，舌を押しつける力を増し軟固形の食物をつぶす

④つぶされた食物を食塊形成の動きでまとめながら咽頭へ送り込み嚥下する

・すりつぶす動き：押しつぶすことができない食物は，歯ぐきや歯によりすりつぶす（臼磨運動）。

①押しつぶせないと感知された食物を，舌で臼歯部に運ぶ

②臼歯の上に食物を置き，頬と舌で落ちないように食物を支える

③下顎の臼磨運動によってくり返しすりつぶしながら唾液と混和する

④嚥下可能な程度につぶれて唾液と混和された食物を，食塊として嚥下する

・水分摂取の動き：コップなどの食器から液状食物を摂取する動きは，哺乳瓶などによる水分摂取から，離乳食をとおして獲得した嚥下の動きを用いて，コップなどから短時間で多量の水分が確保できるように機能発達がなされる。

①下顎が随意的な動きが可能な程度に機能発達すると，コップを上下唇ではさむことが可能となる

②口に入る量を調節する役目である上唇を安定して液に触れ続ける

③上唇で水分を感知して量を調節しながら連続して液状食品を摂取する

3 ── 食事の自立にかかわる動きの発達とその機能障害

口の機能発達がなされると，上肢を口の機能に協調させて自立に向かって，手づかみ食べ（上肢，手指の動きと口腔の動きの協調による捕食動作）の発達 → 食具・食器食べ（スプーンや箸などの食具と皿，お碗などの食器を操作して食べ物を口に運び捕食する）の発達がなされる。機能に遅れや障がいのある場合，どこまで獲得されているかを評価して指導することが必要である。

・手づかみ食べの動き：食物を手指でつかんで口に運び，顎・口唇の動きと協調させて捕食がなされる一連の動きが手づかみ食べである。

①食物のある手指に向かって頸部が回旋して，食物を口に押し込むようにして捕食する（未熟期）

②上手になるに従い，顔が横向きにならずに正面を向いたままで，上肢の動きで口裂の中央部に食物を運ぶことができ，口唇の動きで捕食が可能になる

③前歯に食物をはさんだまま引きちぎるようになり，やがて手を動かさずに前歯の力だけで噛み切ることができて一口量を自分の口の感覚で覚える

・食具・食器食べの動き：手づかみで食べることによる上肢（手指）と口の協調運動の獲得を基礎として，食具（食器）を用いて食べる機能の発達がなされる。

①食具（食器）食べの発達経過は，手づかみで食べる機能と同様の過程をふみ，未熟な場合は，頸部が回旋して，顔が手に持ったスプーンに向かっていく

②上手になるに従い，肘関節がしだいに体幹から離れて前方へ動き，スプーンの先端が口裂に垂直に近くなり，位置も口唇の中央から入れることができるようになる

4——精神・心理的問題による嚥下障害とその対応

嚥下障害のある子どもの対応にあたっては，精神・心理的問題を常に意識しておくことが必要である。乳児期から長期にわたる継続した経管栄養のために経口摂取を拒む「経管依存症」（田角・向井，2006）においては，十分な栄養が経管から入るために経口から摂取した食物を嚥下しようとしない場合，嚥下機能が未発達な時期に経口からの無理な摂取によってむせや嘔吐などをくり返した経験と推察される拒食などに注意が必要である。経管依存症の場合は，嚥下造影検査[5]や段階的フードテスト[6]などでは十分に機能が発揮されるにもかかわらず，空腹になるとチューブを指差して注入を要求し続けるなどが典型的な状態であり，短期入院で全身の栄養状態を管理しつつ経口摂取への移行などの対応がなされることが多い。機能未成熟の時期の経口からの無理強いは，精神的な虐待などが疑われる場合もあることから，注意深い対応が望まれる。

人間にとって最も基本的な欲求である食物摂取行動に際しての差別感や不平等感は，ともすると人間関係に深刻な問題を生じかねない。食行動は，生理的な飢餓欲求だけに基づいて生じるものではない。嗜好の充足であり，仲間との

*5 造影剤を含む液体や固体を食べさせて，口への取り込みから嚥下終了までをX線透視し，その像を録画して，口腔，咽頭，喉頭，食道の動きを評価・診断する。
*6 嚥下の口腔期の動きである食塊形成と咽頭への移送の機能について，数種類のテストフードを用いて，残留部位，残留量によって評価する。

楽しい飲食であり，時にレクリエーションの役割をも果たす。社会的摂食とよばれる場面で，社会的に未熟な障がいのある子どもの栄養管理に，たんなるエネルギーと栄養素の管理にとどまらずに幅と受容が求められるところである。

3 節　障がいのある子どもの食生活の実際　

1——知的障害のある子どもの食生活

　知的障害がある子どもは，摂食の機能獲得が感覚-運動のくり返し学習によって獲得されるため，学習途上にあたる摂食機能が未熟な場合が多い。

　行動の障がいや自閉傾向のある子どもでは，特定の食品に固執して他の食品を食べずに栄養のバランスが悪い（偏食）。特定の食品に固執して極端な偏食の子どもでは，同時に行動の障がいをみることが多く，行動面全体での対応が必要となる。

　満腹感に乏しくて食べても食べても満足せずに肥満となる（過食，肥満）ことが多いのでふだんの食生活で十分な注意が必要である。また，慢性の便秘では，便がいつも硬くて排便できずに食欲も低下する（便秘，食欲低下）。知的障害により食事内容や量をうまく調節できないことがやせや肥満の一因となる。肥満傾向のある子どもには日常生活での十分な運動量の確保とカロリー摂取量の制限が必要である。

　コステロ症候群のように口腔に固形食品が入ることを極端に拒否するような拒食の小児の場合は，口腔の触覚の受容程度や味覚の受容範囲などを評価したうえで，過剰なストレスにならないように経口からの食物摂取を少しずつ進めて，食事そのものが楽しい時間であることを知らせていくことが必要となる。

　知的障害のある子どもでは，学童期になると盗食をしたりして食事指導が困難になる場合があることから，幼児期からの適切な食事指導が将来の自立をめざした社会生活を送るためにはたいせつである。

2——発達障害のある子どもの食生活

　発達障害児のなかで自閉症スペクトラム障害（ASD）児の約半数には，疾

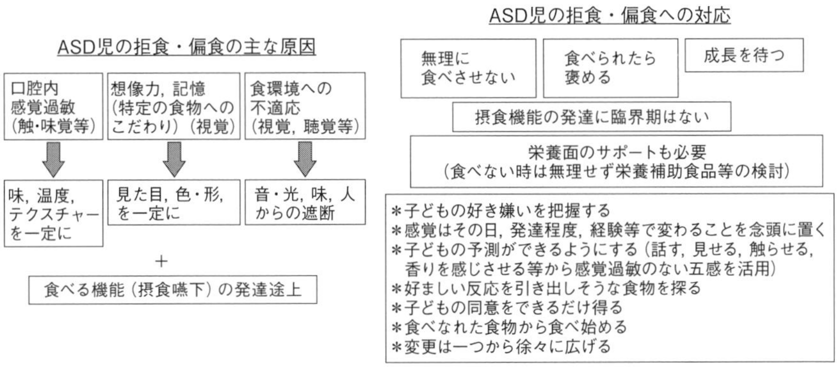

ASD児の拒食・偏食への対応

ASD児の拒食・偏食の主な原因

無理に 食べさせない	食べられたら 褒める	成長を待つ

口腔内 感覚過敏 （触・味覚等）	想像力，記憶 （特定の食物への こだわり）（視覚）	食環境への 不適応 （視覚，聴覚等）

摂食機能の発達に臨界期はない

栄養面のサポートも必要
（食べない時は無理せず栄養補助食品等の検討）

味，温度， テクスチャー を一定に	見た目，色・形， を一定に	音・光，味，人 からの遮断

＋

食べる機能（摂食嚥下）の発達途上

＊子どもの好き嫌いを把握する
＊感覚はその日，発達程度，経験等で変わることを念頭に置く
＊子どもの予測ができるようにする（話す，見せる，触らせる，
　香りを感じさせる等から感覚過敏のない五感を活用）
＊好ましい反応を引き出しそうな食物を探る
＊子どもの同意をできるだけ得る
＊食べなれた食物から食べ始める
＊変更は一つから徐々に広げる

図9-1　ASD児の拒食・偏食の原因と対応（向井，2020）

病特徴であるこだわりから同じ食品しか食べない，口の中での食感から受け容れられる食物しか食べない，などのかなりの偏食がみられる。これまでの報告からASDの特徴である感覚偏倚との関連も認められる。偏食のおもな原因は以下のようにまとめることができる。

・感覚へのこだわり（感覚偏倚）

　①食材の硬軟，粘度，乾燥度などの食感（触覚）

　②食材そのものの味覚や2種以上の味が混ざる味覚

　③食材の香り，香辛料の香り，調理の香りなどを鼻先香，戻り香，などの嗅覚

　④食材や調理の色や形などの視覚

　⑤ガリガリ，パリパリ，シャキシャキなどの骨伝導音からの聴覚

　これら五感の一つまたは複数の感覚過敏によるものが原因となる。

・想像力や過去に口にした記憶などから，色・形などの見た目へのこだわり

・食事の場の光，音，周囲の人など食場面への不適応や食器具などの材質，形，色などの食環境

・摂食嚥下機能（捕食，咀嚼，食塊形成など）の未熟

3──聴覚障害のある子どもの食生活

　聴覚障害は日常の食生活を送るうえで他の障がいに比べて制限されることが少ない。しかし，硬いせんべいを噛んだときの音や麺をすするときの音などが

聞こえないことから，多様な食事にかかわる味わいの楽しみ方の質的量的な制限があることは否めない。もちろん食生活での大きな楽しみである食事中の会話に手話などが必要になるため，食べている最中の食器具の持続的な保持が不可能になるなどの不都合も生じる。

　調理に際しても，トントンと包丁で切る音やぐつぐつと煮える音，沸騰した音などが聞き取れないので，安全に美味しく料理するためには注意深く，調理内容に応じた対応が必要となる。

4 ── 視覚障害のある子どもの食生活

　視覚障害のある子どもにも個人差があり，失明年数や先天盲と中途失明では視覚経験を中心にした生活経験の違いがある。また，社会生活上や学習上では有効でないわずかな視力も食生活では活用できることも多い。しかしながら，視覚障害のある子ども全体に対する配慮としては，視覚の不十分さを補うような触覚による食べ物の認知のチャンスを多くするなど視覚以外の感覚を活用して，豊かな食生活を営むことができるような支援を考えることにある。口腔の触覚で形を楽しむことができるように野菜の根菜類などは調理にあたって多様な形にするなどのくふうが食生活を豊かにする。

　栄養量の面からは，スポーツを楽しむ視覚障害のある子どもは多くなってはいるものの，行動範囲の制限などから健康な子どもに比べて運動量が不足することが多い。また，観る楽しみに変えて「食べる楽しみ」の回数や量が多くなる傾向にあり，それを基にした肥満などが問題となることもある。

　日常の食生活では，視覚障害のある子どもと同居する家族のなかには，危険であるとか不自由な身体で可哀想などと障がいに対する理解が十分でないままに，調理の手伝いなどを経験させないことがある。自分で調理することは将来の自立に必要なばかりか，自分で調理することによって食生活が豊かになる。「食べる楽しみ」の満足感を得られるように，また食事に対する意欲や気力を引き出す意味からも積極的に食事づくりからかかわるような周囲の配慮が視覚障害のある子どもには必要である。

5──肢体不自由のある子どもの食生活

　中枢神経・末梢神経・筋障害による肢体不自由のある子どもは，大脳，小脳の障がいによる嚥下・呼吸の協調障害，不随意運動，筋緊張の亢進や低下などは摂食・嚥下障害の原因となる。脳性麻痺においては，1歳までに吸啜障害が57％，嚥下障害が38％に認められ，経管栄養の既往は80％であったとの報告もある（Reilly et al., 1997）。また，療育医療施設の摂食外来を受診した脳性麻痺児のある子ども122名における初診時の摂食嚥下障害に関する調査では，むせが64.8％に，嘔吐様の動きで嚥下する逆嚥下（乳児嚥下[*7]を含む）が31.2％に認められ（川崎，1994），小児期の脳性麻痺のある子どもの食生活において嚥下障害への対応の重要性が示されている。

　脳性麻痺などの運動障害のために，食事に際して筋緊張が異状に強くなり，上手に食事がとれない子どもや筋緊張の低下により食事に際して疲れやすい子どもなど，肢体不自由のある子どもは食生活に特別な配慮が必要な場合が多い。

　摂取栄養量や栄養素などに対する配慮が必要であるが，同時に噛む力や疲れやすさ，咀嚼効率や誤嚥窒息への食物の種類と調理上の配慮などが必要となる。上肢に障がいがある場合には，手指で食物を口にまで持ってこられないために，

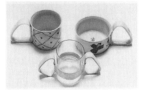
改良コップ

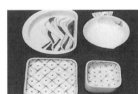
改良食器皿

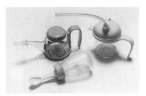
飲み物用改良食器

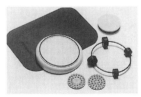
固定器具

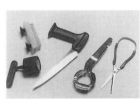
改良器具

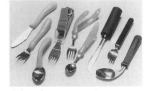
改良スプーン・フォーク

図9-2　便利な介護食器（二見ら，2003）

＊7　乳汁を吸啜する動きで固形食を嚥下する。

食具にさまざまなくふうをして，食事の自立をうながすことも必要となる（図9-2）。しかし，自分で食べることをうながすあまり，上肢や口腔の機能発達への配慮が不足してしまい，上肢と口の協調運動の発達が阻害されてしまう場合があるので注意が必要である。このような場合には専門科による診断に基づいた指導支援が望まれる。下肢の障がいのある子どもは，運動量が不足することが多く，食物摂取量が過剰となりやすい。肥満のみならず多くの慢性疾患の原因になることが多いので，運動の機会をふやし適切な栄養摂取を心がける食生活指導が望まれる。

　食環境への支援として，椅子とテーブルの高さの調節や握る力や動く範囲によってスプーンやフォークの把持部を太くしたり頸部を曲げるなどの，障害内容と発達程度に合わせたくふうがなされることによって食生活が豊かになる。

6──重症心身障害のある子どもの食生活

　新生児仮死，低酸素性虚血性脳症などにより脳幹部が直接障がいされて，複数の脳神経の神経核や神経線維の障がいが起こることによる摂食・嚥下障害や筋ジストロフィー，先天性ミオパチーなど先天性筋疾患による摂食・嚥下障害もある。これらの疾患による摂食・嚥下障害への対応は，機能時の動きの異常のみならず，重症児の場合には，成長（増齢）にともなって形態面の不調和も機能の発達を阻害する大きな原因となっている。

　寝たきりの重度障害のある子どもでは，四肢の発育が悪く標準体重による必要カロリーの計算はあてはまらない。摂食・嚥下障害や食欲低下などにより，しばしば体重増加の不良や低下をきたす。低栄養により日常生活動作（ADL）が低下し，食欲低下をきたす。重度の低栄養では低体温で眠ってばかりで，ますます食欲低下となる。低栄養では感染に弱く，褥創（床ずれ）もできやすく治りにくい。食事中の体位は誤嚥や胃食道逆流（GER）の原因になりやすい。障がいの程度が重度になるほど食事に耐えられる体力（とくに呼吸との協調）に応じて食事時間とその設定した時間で摂取可能な食事のくふうや栄養補助食品の活用が食生活で必要となる。

　逆に運動量が極端に少ないために肥満になることがある。運動量とカロリー量の再評価をして肥満による合併症である褥創などを予防することも食生活で

必要となる。日常の活動性と体幹の発育程度をみて，それぞれ個人の理想体重と必要カロリーを経験的に決定していくことが必要となる。

　慢性の呼吸器障害などにより喘鳴があり，咽頭に痰がたまりやすく，嚥下も困難で誤嚥しやすい重症児は，経管から栄養の多くを摂取している場合も多い。このような子どもには，楽しみ程度のわずかな量の安全な食形態の食品を口を使って味わいながら摂取させるような食生活のくふうがQOL（quality of life）を高める意味でたいせつである。

 研究課題

1．障がいの特徴と摂食嚥下障害との関連性について考えてみよう。
2．生育過程に摂食嚥下機能が及ぼす影響について考えてみよう。
3．栄養摂取方法の違いが発育に及ぼす影響について考えてみよう。

推薦図書

● 『食べる機能をうながす食事―摂食障害児のための献立，調理，介助』　向井美惠（編著）　医歯薬出版
● 『小児の摂食・嚥下障害リハビリテーションの実際』　向井美惠（編）　全日本病院出版会
● 『小児の摂取嚥下リハビリステーション　第2版』　田角勝・向井美惠（編）　医歯薬出版

Column 9

食べる機能障害（摂食嚥下障害）への対応

　障がいのある子どもの摂食機能障害に対する医療におけるリハビリテーションの臨床は，新しい学問領域として最近注目されている。子どもに限らず摂食嚥下障害のある人たちに対するリハビリテーションにかかわる専門学会である「日本摂食嚥下リハビリテーション学会」ができて2020年で26年が経過した。この学会は，医師，歯科医師，看護師，言語聴覚士，理学療法士，作業療法士，歯科衛生士などとともに，栄養士が大きな構成要因である学際的な学会である。この学会の学術研究で栄養士が主として果たしている役割は，嚥下障害の人たちが，食事で窒息や誤嚥とならないような食物の物性の研究や栄養確保の方法の研究などである。これまでの栄養学は栄養素栄養学といっては語弊があるかもしれないが，医療領域のみならず一般の人たちからみても栄養素万能の領域のように見受けられていた。しかし，摂食・嚥下障害の人たちにまず必要なのは，機能障害状態にあわせた食物を窒息や誤嚥がなく安全に摂取可能な物性の食物であり，そのような食品の開発や調理方法の考案と低栄養，脱水の予防である。経口から一定量の栄養と水分が摂取不可能な場合には，経鼻経管や胃瘻造設により注入などによる栄養確保となる。

　不慮の事故のなかで「窒息」による死亡者は，2016年のわが国の統計で9,485人であった。その多くが食物が原因であることは容易に想像がつく。この数字は一日に換算すると25人余の人が亡くなっていることとなり，死にいたらないまでも毎日多くの人たちが窒息状態になって苦しい状態を経験していることが推察される。窒息の死亡者の8割以上は65歳以上の嚥下機能が衰退した高齢者である（厚生労働省，2018）が，それ以外の年齢では子どもが多い。窒息とともに大きな問題は，誤嚥による肺炎である。誤嚥は嚥下の際に食道から胃に送られるべき食物などが，気道から肺に入ってしまう現象をいう。誤嚥のくり返しなどが原因となって引き起こされる肺炎は誤嚥性肺炎とよばれ，これが原因で死にいたる人も少なくない。食事は日常くり返し営まれることから，種々の疾病や老化などによる摂食嚥下の機能不全が原因となる誤嚥，窒息の予防は重要であり，低栄養，脱水を予防しながら口から食べる喜びを確保することは，摂食嚥下障害の人たちとその家族にとっては非常に大きな問題となっている。食物の調理形態などの摂取食品の物性による機能障害への指導が栄養関係者に求められている。

発達期摂食嚥下障害児（者）のための嚥下調整食分類2018

　統一した発達期摂食嚥下障害児に適した食形態分類を策定し，公開することにより，摂食嚥下機能発達促進に資すること．また，嚥下調整食の名称と形態を一致させることにより，医療・教育・福祉施設での同じ名称・形態の食事提供に寄与するとともに，これらの領域でのチーム対応と障害児（者）へのシームレスな支援に貢献することを目的に，日本摂食嚥下リハビリテーション学会は発達期摂食嚥下障害児（者）のための嚥下調整食分類2018を策定した。

　発達期摂食嚥下障害児（者）とは，十分な摂食嚥下機能を獲得していないものをさす。具体的には思春期までに摂食嚥下機能に障害をきたした児・者が含まれる。発達期は身体成長にともなう摂食嚥下器官の構造的な変化に加えて，運動機能，感覚機能，認知機能の変化も著しい時期である。発達期摂食嚥下障害児（者）は成人の中途障害者と異なり，障害時期に合わせた対応が必要となる。そのため，摂食嚥下機能の獲得のみならず，機能の維持および増齢による機能低下まで想定している。また，発達期摂食嚥下障害には多様な原因疾患があるうえに，同じ疾患でも障害時期により病態が異なるため，個別性の高い対応が必要となる。

・発達期嚥下障害の多くの病態に対応が可能
・嚥下障害への対応および口腔機能獲得や向上を考慮した形態
・見た目，食感，味，香りなど五感に考慮し，嗜好の多様性にも対応可能
・少量で高い熱量と豊富な栄養素を含む（より高いエネルギー密度）
・病院，学校，施設などに普及が可能
・摂取する直前に個々の状態に合わせて，展開が可能（手元調整）

　本分類では，主食と副食それぞれに4つの分類を設定している。主食は，ペースト粥，ゼリー粥，つぶし全粥，つぶし軟飯であり，副食は，まとまりペースト，ムース，まとまりマッシュ，軟菜である。

　基本的な考え方として，離乳食では対応できない発達期摂食嚥下障害児（者）の食塊形成・保持能力の不足や送り込む力の低下に対応しつつ，押しつぶしや，すりつぶしの発達を促進することを目的として，まとまりと付着性の適切さを重視している。

　なお本分類におけるまとまりとは，捕食から嚥下までばらけすぎず，拡散しない食品性状のことをさす。

【この図の使い方】穀類では，離乳の開始の調理形態とされているつぶし粥を安全に経口摂取できない場合は，ペースト粥，ゼリー粥を試みると，安全に摂取できる場合がある。同様に穀類以外でもなめらかにすりつぶした状態の食品を安全に摂取できない場合，まとまりペースト食，ムース食を試みると，安全に摂取できる場合がある。
　離乳期各期において，それぞれの離乳食形態[1]を安全に経口摂取できない場合は，右に記載された発達期嚥下調整食が有効な場合がある。

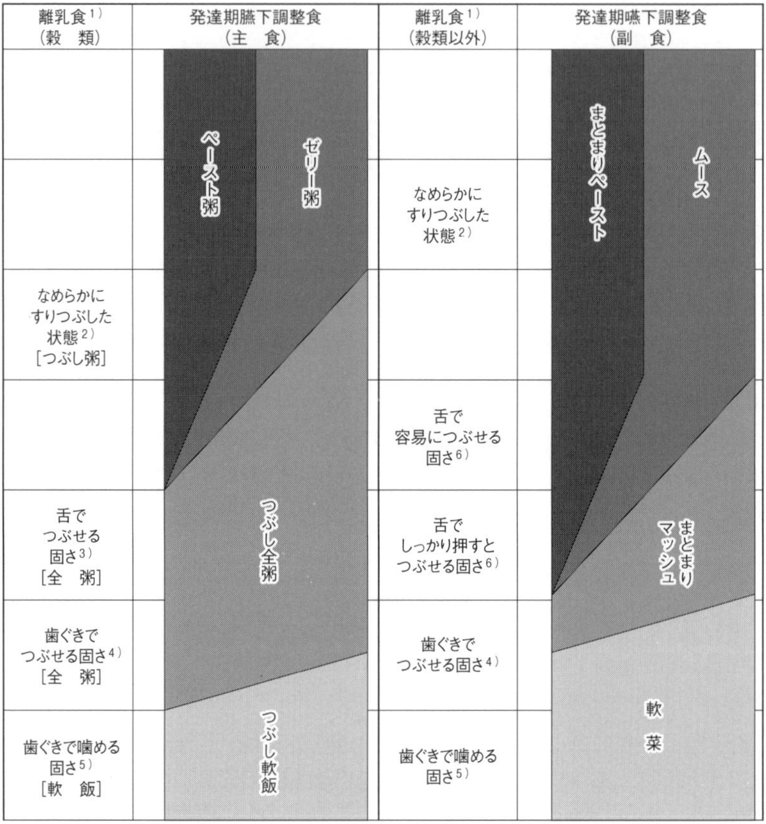

離乳食[1]（穀類）	発達期嚥下調整食（主食）	離乳食[1]（穀類以外）	発達期嚥下調整食（副食）
	ペースト粥／ゼリー粥	なめらかにすりつぶした状態[2]	まとまりペースト／ムース
なめらかにすりつぶした状態[2]［つぶし粥］			
		舌で容易につぶせる固さ[6]	
舌でつぶせる固さ[3]［全粥］	つぶし全粥	舌でしっかり押すとつぶせる固さ[6]	まとまりマッシュ
歯ぐきでつぶせる固さ[4]［全粥］		歯ぐきでつぶせる固さ[4]	
歯ぐきで噛める固さ[5]［軟飯］	つぶし軟飯	歯ぐきで噛める固さ[5]	軟菜

1）　授乳・離乳の支援ガイド（平成19年3月14日発行）の調理形態より
2）　定型発達児では5，6か月頃
3）　定型発達児では7，8か月頃
4）　定型発達児では9〜11か月頃
5）　定型発達児では12〜18か月頃
6）　舌でつぶせる固さ[3]より一部改変
出典：「発達期嚥下障害児（者）のための嚥下調整食分類2018」日本摂食嚥下リハビリテーション学会誌，22，59-73.

図9-3　離乳食区分[1]と発達期嚥下調整食の関連図

第10章
児童福祉施設に
おける食生活と栄養

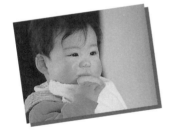

　児童福祉施設における食生活は，家庭とともに，"生きる"基本となる児童の"食べる力"をはぐくむものであり，健やかな発育・発達を支えるものである。

　児童は発育・発達の過程にあり，美味しく楽しく食べられる食事環境やバランスのとれた食事内容をとおして，健やかな心と身体をはぐくんでいく。また，食欲をもつこと，噛むこと，味わうこと，人と楽しく食べることなどは，すべて日々の食事体験によって身についていくものでもある。

　家庭や社会環境の変化により，朝食欠食等の食習慣の乱れ，加工食品への過度の依存，小児肥満の増加や思春期やせの発現など，児童をめぐる食生活や健康の問題は多様化しており，児童福祉施設の食生活は，そのような生活背景にある児童一人ひとりの健やかな心身の発育・発達を確保するために，重要な役割を担うことになる。

1 節 児童福祉施設の特徴と食生活

1——保育所等施設の形態と特徴

　児童福祉施設には，児童福祉法において，助産施設，乳児院，母子生活支援施設，保育所，幼保連携型認定こども園，児童厚生施設，児童養護施設，障害児入所施設，児童発達支援センター，児童心理治療施設，児童自立支援施設及び児童家庭支援センターがある。これらは，家庭環境に恵まれない児童や障害により日常生活に支障を生じている児童等に対して，養育や自立支援，治療等を目的とした施設である。施設はその目的に応じて，入所（通所）児童の健康状態や身体状況等が異なるので，対象児童の特性に応じた食生活の支援を行なう必要がある。

　乳児院，児童養護施設などの入所施設では，家庭に代わり1日の食事が提供される。生命の維持と健全な発育・発達のために十分な栄養量を確保するとともに，虐待など養育環境に問題がみられ，心身両面においてきめ細かな対応が必要とされる場合もあるので，職員との信頼関係をはぐくみ，安心感を与える食事をとおし，情緒の安定や精神的発達を図ることが望まれる。

　また，医療型障害児入所施設などは，治療を目的とした施設でもあり，障害の程度に応じて生活動作，咀嚼機能や摂食行動が一人ひとり大きく異なるので，個々の身体状況や生活状況に応じた栄養量を満たす食事を提供するとともに，摂食機能に応じて食品の形態や食器・食具などに配慮する必要がある。

　保育所は，乳幼児がその生活時間の大半を過ごすところであり，昼食とおやつ（間食）が提供される。乳幼児期は，乳汁を吸う（哺乳）行動から固形食への移行，手づかみ食べからスプーンなどの食具を使った食べ方への移行など，咀嚼や消化機能，運動機能など各種機能の発達に応じて食べ方が大きく変化する時期にあり，毎日の食事によってこれらの機能の発達がうながされることになるので，児の発育・発達に応じた食事内容や食事環境をとおして，健全な心身の発達を図る必要がある。

2──施設における栄養・食生活のあり方

　施設における栄養・食生活のあり方は，児童の心身の健全育成を図るうえで以下の観点から重要な役割を担うものである。

(1) 健やかな発育・発達の確保

　児童は，身体発育や咀嚼機能，摂食行動等の発達が著しい時期にあるので，健康状態や身体状況等に応じて，量・質ともに適切な食事を提供することによって，健全な発育・発達，健康の保持・増進を図る。

(2) 食を通じた豊かな人間性の形成

　児童が仲間や職員といっしょに食べることが楽しいという実感をもてることは，家族や仲間といっしょに食べる食卓をたいせつにしようとする気持ちをはぐくみ，社会性を養うことにもつながる。また，食事をつくる場面を見たり，手伝ったりすることは，食べ物への興味・関心につながり，食事をたいせつにする気持ちをはぐくむことになる。とくに，自分で食事をつくったり，つくったものをみなで美味しく食べる体験は，達成感を得る貴重な機会となり，やればできるという自信につながったり，人のために何かに取り組む楽しさを学ぶことにもなる。

(3) 健康な食習慣の形成

　健康な食習慣は，生活習慣病の予防など生涯にわたる健康づくりの基礎となるものである。バランスのとれた食事をとおしてさまざまな食べ物や料理に慣れ，規則的な食事をとおして自分で食べる量を調節できるように，望ましい嗜好や食習慣の形成を図る。また，食事時のあいさつや箸の使い方などの食事のマナー，手洗いなどの衛生的な習慣を養うことも必要である。

(4) 食の自立支援

　児童が施設退所後，社会的自立が図れるよう，食生活に関する知識や技術を身につけることも重要である。健康に配慮した食事内容や食事時間を維持できる，食事の準備（買い物，調理，後かたづけなど）ができる，仲間や家族とともに楽しく食事ができるなど，食生活を自己管理できる力を養う。

3——保育所における食生活

　2017（平成29）年改定の保育所保育指針においても，子どもの一人ひとりの健康および増進の一環として「食育」が位置づけられている。子どもがみずからの体や健康に関心をもち，心身の機能を高めていくことがたいせつであり，栄養・食生活はその重要な要因の一つである。

(1) 保育所保育指針における食育

　保育所における食育は，健康な生活の基本として「食を営む力」の育成に向けてその基礎を培うことを目標としている。とくに，子どもが生活と遊びのなか，日々の食生活のなかで，意欲をもって食にかかわる体験を積み重ねていくことがたいせつである。また，体調不良，食物アレルギー，障害のある子ども，離乳期の食べる機能の状況，栄養状態など，一人ひとりの子どもの心身の発育・発達の状況に応じた対応が必要であり，嘱託医等の指示や協力，栄養士の専門性を生かした対応が図られることが望まれる。

(2) 計画・実施・評価・改善

　乳幼児期にふさわしい食生活が展開され，適切な支援・援助が行なわれるよう，食事の提供を含む食育の計画を作成し，保育の計画に位置づけるとともに，その評価および改善に努めることが必要である。

(3) 関係者の連携

　食育の推進にあたっては，施設長以下，保育士や調理師，栄養士など全職員が共通の理解を深め，適切な分担と協力のもとに計画的に実施する必要がある。

　具体的な活動の企画立案および保育所内外の連絡調整の業務については，栄養士が専門性を生かして業務にあたることなども必要である。

4——家庭・地域・施設の連携と食生活

　施設での食生活は，家庭に代わり，あるいは家庭との協力のもとに行なわれるものであり，家庭との連携は不可欠である。健康的な食習慣の形成や食を通じた豊かな人間性の形成のためには，日々の食事体験の積み重ねが重要になるので，施設における食事の状況や児童の発育・発達に応じた食生活のあり方については，家庭と十分に情報の共有化を図り，子どもとともに必要に応じて家

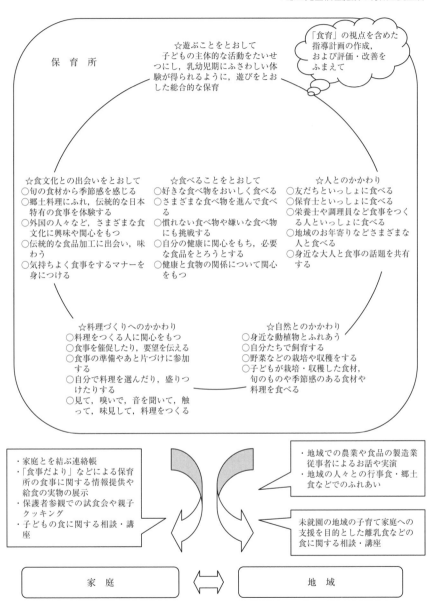

資料：厚生労働省「楽しく食べる子どもに一食からはじまる健やかガイド」, 2004より

図10-1　保育所における食育の具体的な実践例

庭に対しても食生活に関する技術的支援を行なう。

　また，地域産物の利用や近隣の商店街での買い物，行事食や郷土食の伝承，近隣の田畑での栽培活動などは，子どもの食べ物への関心，居住地域への理解や施設以外の人々との交流を深めることになるので，地域の特性をふまえて連携を進めることも重要である。さらに，少子化・核家族化が進むなかでは，育児体験の機会が減少しているので，子育て支援の一環として，施設から地域の子育て家庭に向けての食生活に関する技術提供も求められている。

2 節　子どもの集団生活と献立作成・調理の基本

1 ── 子どもの集団生活と食事づくりの基本的考え方

　施設での食事は，集団生活のなかで提供されるので画一的になりがちだが，児童一人ひとりの発育・発達を確保し，健康な食習慣の形成につながるものでなければならない。食事づくりにおいても，計画，実施，評価・改善の視点をもち，下記の点に留意する。

①子どもの発育・発達段階に応じて

・身体発育や活動量の著しい時期にあるので，発育・発達に必要とされるエネルギーおよび栄養素量を確保できる食事内容とする。

・咀嚼や嚥下機能の発達を適切にうながせるように，実際の食べ方を確認しながら，食品の形態や調理方法に配慮する。

・味覚や嗜好の形成の重要な時期にあるので，多様な食品や料理の組み合わせとともに，素材の味を活かせるように薄味など調味に配慮する。

・自発的に食べる意欲をもつことができるように，食具や食器の扱い方の状況に応じて，手に持って食べやすいもの，口まで運びやすい食品の形態や調理方法などに配慮する。

②一人ひとりの健康状態や身体状況に応じて

・食物アレルギーや肥満やせなど，子どもの健康状態に配慮した食事内容とする。なお，集団生活の場合，他の児童と異なる食事をとることが心理的負担を大きくすることもあるので，十分な配慮を要する。

・体調に変化をきたしやすいので，発熱や下痢，嘔吐などの症状や食欲の有無などにあった食事を用意する。

・家庭，医療機関（嘱託医）等との連携も適宜行なう必要がある。

③子どもの栄養・食生活への関心を高めるために

・旬の素材や地域産物を利用したり，行事食や郷土食などを取り入れる。

・新しい味や食感に慣れるために，多様な食品を組み合わせ，調理方法が偏らないようにする。

④豊かな食事体験のために

・食事づくりの場面を見たり，簡単な調理を手伝ったりなど，「つくる」ことと「食べる」ことのつながりが理解できるようにくふうする。

・一人ひとりの存在をたいせつにするために，誕生日や特別な日には，好きな献立を取り入れるなどのくふうをする。

・バイキングやカフェテリア方式など，子どもみずからが食物を選択し，自分にあった量を調節できるようなくふうをする。

2 ── 献立作成の基本と調理

(1) 献立作成の基本

　必要なエネルギーおよび栄養素量を確保するために，児童の身体状況や生活状況等に応じた給与栄養量の目標を目安に，計画的に献立作成を行なう。

　献立作成時には，予算，調理人員，施設設備，調理時間等にも配慮する。

　児童の発育・発達段階に応じて，食品や料理の幅を広げ，地域性や季節感のある食材，行事食などを取り入れて，変化に富んだ献立とする。食欲をそそるように，また咀嚼や嚥下機能の発達をうながし，望ましい嗜好や味覚形成が図られるよう，色，形，味，温度などに配慮した献立とする。

　さらに，児童の身体状況や健康状態等の把握を行なうとともに，児童の嗜好，残食調査等を行ない，その結果を献立の作成に反映させる。

　また毎日の献立をとおして，食事のバランスや食品名，料理名を学んでいくことになるので，子どもとともに保護者に対しても献立表の提示を行なうなど家庭への情報提供を行なうことが望ましい。

(2) 調理

調理は，食品を安全で，美味しく，食べやすく消化のよい状態にするために行なうものであり，あらかじめ作成された献立に従って行なわれなければならない。調理方法によって，大きさ，硬さ，食感などに違いが出てくるので，子どもの咀嚼機能や摂食行動等の発達状況に適した調理方法を選択する。盛りつけなどの外観も食欲や美味しさに影響を及ぼすのでくふうする。また，食中毒など食品衛生上の事故を未然に防ぐために，調理施設や機器の衛生管理，調理後喫食までの保管時間や温度管理などにも留意する。とくに免疫機能や消化機能が不十分で，抵抗力の弱い乳幼児期においては，調乳・調理段階で衛生的に十分な配慮が必要である。

3 節 児童福祉施設の食事計画の基本的方針

1——栄養管理の原則と食事計画

栄養管理は，健やかな心身の発育・発達をうながすために，身体状況や健康状態，生活リズム，嗜好等に応じて，量・質ともに適切な食事内容とし，心の安定につながる楽しい食卓づくりや健康・栄養に関する情報提供など食事環境を整えるとともに，喫食量（摂取量）の把握，健康状態や食行動等の評価をとおして，それらの改善を図ることにある。

栄養管理の実施にあたっては，施設長を含む関係職員が連絡を密にし，協力し合うことが重要なので，計画的に食事計画をたて，その内容を共有する必要がある。献立を作成する者，調理を行なう者，子どもとともに食事をしたり食事の介助を行なったりする者が異なる場合が多いため，これらの関係から構成される委員会を施設内の組織として設置し，十分な打ち合わせを行なうことが必要である。

日本人の「食事摂取基準」は，エネルギーについて「推定エネルギー必要量」，栄養素について「推定平均必要量」「推奨量」「目安量」「耐容上限量」「目標量」といった複数の設定指標により構成されていることから，各栄養素および指標の特徴を十分理解して活用する。

　児童福祉施設において，障害や疾患を有するなどの身体状況や生活状況等が個人によって著しく異なる場合には，一律の適用が困難であることから，個々人の発育・発達状況，栄養状態，生活状況等に基づいた食事計画を立てることが重要である。

　子どもの健康状態および栄養状態の特徴に応じて，必要な栄養素について考慮する必要があり，子どもの健康状態および栄養状態にとくに問題がないと判断される場合であっても，基本的にエネルギー，たんぱく質，脂質，ビタミンA，ビタミンB$_1$，ビタミンB$_2$，ビタミンC，カルシウム，鉄，ナトリウム（食塩），カリウム，食物繊維について考慮するのが望ましい。

　食事計画を目的として「食事摂取基準」を活用する場合には集団特性を正しく把握し，それに見合った食事計画を決定したうえで，献立の作成および品質管理を行なった食事の提供を行ない，一定期間ごとに摂取量調査や対象者特性の再調査を行ない，得られた情報等を活かして，食事計画の見直しに努める。

　「食事摂取基準」を活用した食事計画の策定にあたっては，次のことに留意する。

①子どもの性，年齢，発育・発達状況，栄養状態，生活状況等を把握・評価し，給与栄養量の目標を設定するようつとめる。なお，給与栄養量の目標は，子どもの発育・発達状況，栄養状態等の状況をふまえ，定期的に見直すようにつとめる。

②エネルギー摂取量の計画にあたっては，健全な発育・発達をうながすのに必要なエネルギー量を摂取することが基本となることから，定期的に身長および体重を計測し，成長曲線（図10-2）に照らし合わせるなど，個々人の成長の程度を観察し，評価する。

④たんぱく質の総エネルギーに占める割合は，13%〜20%，脂質の総エネルギーに占める割合は20%〜30%，炭水化物については50%〜65%の範囲内を目安とする。

⑤1日のうち特定の食事（たとえば昼食）を提供する場合は，対象となる子どもの生活状況や1日全体の食事に占める特定の食事から摂取することが適当とされる給与栄養量の割合を勘案し，その目標を設定するようつとめる。

　また，食事計画の実施にあたっては，次のことに留意する。

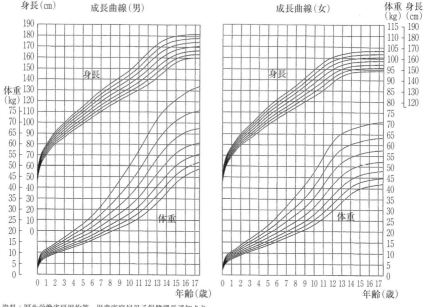

資料：厚生労働省雇用均等・児童家庭局母子保健課長通知より
注) 7本の線はそれぞれ下から3,10,25,50,75,90,97の各パーセンタル値を示す

図10-2 成長曲線（厚生労働省，2005）

①子どもの栄養状態や摂食量，残食量等の把握により，給与栄養量の目標の達成度を評価し，その後の食事計画の改善につとめる。

②献立作成，調理，盛りつけ・配膳，喫食等，各場面をとおして関係する職員が多岐にわたることから，定期的に施設長を含む関係職員らによる情報の共有を図り，食事の計画・評価を行なう。

③日々提供される食事が子どもの心身の健全育成にとって重要であることに鑑み，施設や子どもの特性に応じた「食育」の実践につとめる。

④給食の運営が衛生的かつ安全に行なわれるよう，食事の提供に関係する職員の健康診断および定期検便，食品の衛生的取扱い，消毒等保健衛生に万全を期し，食中毒や感染症の発生防止につとめる。

研究課題 ────────────────────────────

1. 集団生活において，一人ひとりの発達を支援するために配慮すべき食生活のあり方について考えてみよう。
2. 保育所で作成されている食事計画を収集し，食事づくりや保育のなかで取り組むべき課題について考えてみよう。

book 推薦図書 ────────────────────────────

● 『楽しく食べる子どもに—食からはじまる健やかガイド』 （財）日本児童福祉協会
● 『乳幼児の食育実践へのアプローチ』 保育所における食育研究会（編） （財）児童育成協会児童給食事業部
● 『保育所における食育の計画づくりガイド』 保育所における食育計画研究会（編） （財）児童育成協会児童給食事業部

Column 11

「食育」のすすめ─子どもの健やかな心と身体をはぐくむために

　2005（平成17）年6月に「食育基本法」が制定され，同年7月から施行された。この法律の目的は，国民が生涯にわたって健全な心身を培い，豊かな人間性をはぐくむことができるようにするため，食育を国民運動として展開していくことにある。この法律のなかで食育は，①生きるうえでの基本であって，知育，徳育および体育の基礎となるべきもの，②さまざまな経験を通じて「食」に関する知識と「食」を選択する力を習得し，健全な食生活を実践することができる人間を育てること，と位置づけられている。

　「食育」が注目されるようになってきた背景には，現代の子どもが抱えるさまざまな問題があると考える。肥満の増加や生活習慣病の低年齢化といった身体側の問題だけではなく，意欲の低下やさまざまな問題行動に反映される心理面の問題が多くなっている。とくに，社会環境やライフスタイルの変化は，子どもの健やかな心や身体を育てるはずの食事そのものを大きく変化させた。子どもの健康を考えるには，栄養・食生活が重要な要因であり，自分の身体にとって必要な栄養量を確保するとともに，「食生活」という人とのかかわりから生まれる安心感や信頼感，自分でつくる・だれかのためにつくることから生まれる満足感や達成感などを取り込んでいくなどさまざまな側面がある。料理づくりには，味，色，香り，音など，子どもの好奇心を刺激する発見や驚きがある。栽培や収穫など身近な食材にふれることは，食べ物が生物であることを実感することになり，行事食や郷土食を取り入れることは食文化にふれることにもなる。このような「食生活」のもつ広い世界を子ども自身が十分に味わっていくことが，子どもの健やかな心を身体を育むことになる。食を栄養素や食品という視点とともに，心の問題や生活としての視点をたいせつにする必要がある。このことが「食育」の原点となり，活動の基本となっている。

　しかし，少子高齢化が進むなか，世帯構造や社会環境も変化し，単独世帯や一人親世帯が増えている。また，貧困の状況にある子どもに対する支援が重要な課題になるなど，家庭生活の状況が多様化するなかで，家庭や個人の努力のみでは健全な食生活の実践につなげていくことが困難な状況もみられている。こうした状況をふまえ，地域や関係者の連携や協働を図りつつ，健全な食生活を実現できるよう，コミュニケーションや豊かな食体験にもつながる共食の機会の提供（子ども食堂など）等を行なうことも重要になってきている。

第**11**章
食育の基本と
内容・方法

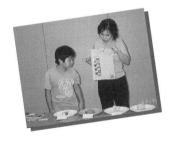

　小児期の食育（栄養教育）は，子どもの栄養素摂取のアンバランスに由来する種々の問題はもとより，孤食や欠食などを中心とするその食習慣や食行動の改善に関するはたらきかけにあるといわれている。このため，小児期からの栄養・食生活等の健全化を図り健康を維持・増進することは，食育基本法の理念のうえからも国民的課題として非常に重要視されている。当然保育者も，食育に関する実践的な取り組みに有効な方法等についてその理論体系を十分に理解し，これらを具体的に進める方法について学習することが重要となる。食育の場における対象（学習者）についての把握を適切に行なうことは，食育の基本であり，これらの技法の多くはカウンセリング（面接）の技法が活用されているため，この方面の知識・技術も深めておくことが必要である。

1 節 食育の基本的考え方

1──食育の必要性と今日的意義

　近年，小児期における食育（栄養教育）の必要性は，急激な社会環境の変化にともない，さまざまな観点から論じられている。とりわけ，わが国における疾病構造は，国民医療費についてみた場合，年々増加し，2017（平成29）年度でその値は43兆円を超え，国民ひとりあたりでは33万9,900円，対国民所得比の10.66％を占めるようになった。しかも，それらの多くが心臓病，脳卒中などのいわゆる循環器系の疾患をはじめ，がん疾患の治療等に使用されていることから，人々の生活の質の低下に大きく影響を及ぼしているといわれている。

　このような状況を改善するには，小児期からの生活習慣病予防を徹底することが何よりも重要であり，食育の果たす役割が大きいと指摘されている。

　このため，これらの社会的背景について次の３つの側面からその内容を整理することが，食育の必要性を理解するうえでたいせつといえる。

(1) 疾病構造の変化と食育

　健康問題を概説する際，現在は生活習慣病の時代であるという言い方がされる。近年，疾病構造は，大きく変化し，がん（悪性新生物），心疾患，脳血管疾患などの生活習慣に深くかかわる疾病によって国民の半数，50.6％が命を失っている。

　これらの生活習慣病は，その予防対策として，病気の発症を未然に防ぐ一次予防活動が非常にたいせつであり，とくに日ごろの食生活とのかかわりが重要であるため，食育を中心とした健康教育によるはたらきかけが不可欠である。

(2) 高齢社会の定着および家庭の核家族化と食育

　わが国における人口の高齢化は，国際的にもその速度が非常に速いことが特徴としてあげられている。2017年の推計値によれば，総人口は長期的には人口減少過程に入り，2026年に人口１億2,000万人を下回り，2053年は１億人を割り込むと予測されている。また，構造的にはこの状況はさらに進み，2065年には65歳以上人口は全体の38.4％にも達し，国民の2.6人に１人は65歳以上の高齢者が占める時代が到来するといわれている（国立社会保障・人口問題研究所，

2017)。一方，年少人口の割合の減少と核家族化の進行は，さまざまな分野においてその影響が注目されている。子どもの健全な食生活の形成についてもけっして例外ではない。たとえば，地域やそれぞれの家庭において祖父母などの高齢者を中心に行事食などの食事づくりの文化継承が十分に伝えられず，生活の潤いや季節の移り変わりにめりはりが薄らぐことなどが多くなった。子どもは，本来であれば，このような社会環境のなかで身体も心もはぐくまれていくことで，家族の構成員の一人としての自覚や地域社会における一員であることの連帯意識が健全に形成されていくものである。

(3) 情報・技術化社会の発展と食育

食生活の変化は，情報・技術化社会の発展に関連する社会現象ともけっして無縁ではない。スーパーマーケットの店頭には，多くの健康食品や機能性食品，バイオテク型新食品など各種の加工食品が所狭しと並べられている。しかも，これらに関する情報も瞬時に伝えられるインターネットなどの情報機械が広く国民各層に活用される時代になり，相当程度便利な社会になったと思われるが，時には，情報過多からくる新たな問題も発生しているといわれている。

このような状況に対応していくために，個々のケースを的確に判断し，とくに，健康とのかかわりから，より望ましい食生活に関する栄養教育を必要に応じ進めていく必要がある。食育を通じて，食生活の正しい知識を正しく伝えることの重要性が，小児期において求められている。

2──食育の現状と問題点

食育については，一般に栄養・食生活上の問題をもっている者，あるいはもちうる人々のうち，教育的手段が有効と考えられる者を対象として，その栄養状態を改善することを目的とした教育的はたらきかけであると定義されている。このため，通常，栄養状態の改善は，①対象となる者が栄養・食生活上の問題について正しい知識をもつ，あるいは正しく理解するという「知識の変容」と，②栄養・食生活について好ましい感じ方や考え方ができるなどの「態度の変容」，③たんに知っているなどだけでなく栄養・食生活における好ましいとされることを実践するという「行動の変容」を意味している。さらに，近年は，この「行動の変容」がそれぞれの者の"生活の質"の向上につながることが重

視されており，健康的な生活が送られるように"援助"に力点をおいた健康学
習のすすめが提唱されている。

　しかし，現在の食育の取り組みについては，いろいろな問題点も指摘されて
いる。

(1) いわゆる"栄養素栄養教育"の問題点

　食物には，その食物独自に特徴のある栄養成分（栄養素）が含まれており，
これらの違いから，バランスよく摂取することが強くはたらきかけられてきた。

　しかし，人々は「栄養素」を直接単独で摂取することはなく，食品や料理を
食事として食べている。さらに，その食事を一日の生活リズムのなかで規則的
に食べるなど生活リズムの核に位置づけている。このため，「栄養素」より日
常的にとらえることのできる「食品」「料理（食事）」「食生活」を視野に入れ
た具体的なはたらきかけが，食育の対象者の「行動の変容」にとって有効な切
り口となると考えられる。また，最近の子どもの食生活の問題点については，
第1章で述べたように，子どもの食行動・食習慣などの行動科学的側面の諸問
題が多いことから，いわゆる"栄養素栄養教育"は，それほど大きな成果は期
待できなくなってきた。

　今後の食育の問題について，本当に必要な小児期の食育のあり方をどのよう
に構築するか，改めてその意義や目的等が問われている時代であるといえる。

(2) 子どもの食生活の今日的問題に対応した食育のあり方

　前述したとおりに子どもの食生活が栄養素の摂取以外に食事の「食べ方」の
面で多くの問題を抱えているといわれている。たとえば，厚生労働省が実施す
る国民健康栄養調査の結果として，子どものひとり食べ（孤食）が報告されて
いる。この問題が調査のなかで初めて取り上げられたのは，1982（昭和57）年
の調査であるが，その状況はその後の調査をみる限り改善されず，むしろ悪化
していると表現してもよい結果である。子どものひとり食べ（孤食）は，子ど
もたちの食事の"楽しさ"が伝わってこないといわれている。また，このよう
な「食べ方」は，栄養素のバランスも十分にはかれないとも指摘されている。

　いずれにしても，根底にはあそびや運動量が少ないことから健全な空腹感が
形成されず，基本的な日常生活の体験，時に食生活の場に積極的に子どもが参
画するなどによる生活を通じた新鮮な驚きや感動などの体験学習が少ないこと

が考えられる。

　このように，社会環境の急激な変化は子どもを取り巻くさまざまな分野において例外なく起こっており，食育は，その本質を見失うことなく問い直すことが，まさに重要であり優先されなければならない今日的課題である。

3——食育と面接（カウンセリング）の技法

　食育の観点からみたカウンセリングの一般的定義は，食育の場における対面的人間関係のなかで，言語的および非言語的コミュニケーションを通じて展開される専門的援助活動であるとする考え方がある。

(1) 食育におけるカウンセリング技法の位置づけ

　心理学者河合隼雄はその著『カウンセリングの実際問題』（1970）のなかで次のように述べている。カウンセリングの出発点として「1人の人間が悩みや問題を持っている。そして，その解決を望んでいる時に他の人間が援助する。この悩みや問題をもっている人がクライエントで，それを援助する人がカウンセラーである」。

　とくに，食育の特性が人間関係にかかわる部分の大きさなどをふまえて考えたとき，問題となる話の内容より，食育の対象者（クライエント）のもつ感情世界に関心を向けることが重要となる。このため，保育士等の直接小児に接することの多い者や食育の専門家である栄養士・管理栄養士（カウンセラー）は，相手の話を十分に聞くことができる「聞き上手」であることがたいせつである。すなわち，カウンセリングの基本的認識として，①「無条件の受容」が重要となる。これは，相手をありのままの姿で受容することであり，子どもたちの発する言葉も感情も，善も悪も，長所も短所（欠点）もすべて受けとめることが必要である。また，②「共感的理解」が重視されなければならない。食育の対象者の食生活等は，きわめて私的な問題である。この私的な問題に深くかかわることは，相手が感じるのと同じように感じることができることを求められている。相手のすべてをそのまま理解することは，理解する人が自分の価値観を基準に理解することを避けることである。

　食育の成果を論ずる場合，これらの基本的認識が土台として確固たるものであること，さらに，これらの認識のうえに食育をはたらきかける側とその対象

者の間に十分な信頼関係を築くことが重要とされる。

(2) 食育におけるカウンセリングの活用と展開

食育にとって必要なカウンセリングの代表的な技法は，表11-1のとおりである。この展開手順を基本に食育を進める際に，時には「沈黙の尊重」が重視される場面がある。「沈黙を尊重」することは，食育の対象者が新しく変わるチャンスのときである。対象者が自分なりの考え方を整理する時間が十分に確保されている場合は，理解する力も柔軟性をもつことが可能となり，思い込みなどもやわらぐものである。

また，カウンセリングは，「ラポールの形成」が重要であるといわれる。ラポールとは，親近感，親密感と訳されており，食育のはたらき手と受け手（対象者）の間に，心が通い合う状態をいう。すなわち，互いの間に信頼関係が成立し，悩みや苦しみの軽減・解消が図られていく。

表11-1　栄養指導のカウンセリングにおける面接要領（藤沢ら，1995）

展開手順	面接要領
場面構成	カウンセリングは，栄養指導を受けるクライエントが，カウンセラーを利用して，みずからの問題に立ち向かっていく場であることを理解させること カウンセラーは，クライエントを操作するのではなく，クライエントのもつ成長する力を信じそれが十分に発揮できるように援助することを自覚すること
単純な受容	クライエントの話に耳を傾けながら，"うむ，うむ"などという表現で対応すること。これは通常の会話における「相づち」に外見は似ているが，たんなる「相づち」ではなく，クライエントの話を，しっかり受けとめているという「受容」の態度が，そこになければならない。
くり返し	クライエントが話したことを，できるだけ忠実にくり返して反応すること。これによってクライエントは，カウンセラーを自分の話を正確に理解してくれる人として認め，真実を語ることができるようになる。
反射	クライエントが表現した感情や気持ちを，そのまま言葉に表現して返してやること。これによって，クライエントは，自分を客観的にみることができるようになる。
明確化	クライエントが伝えたいと思っている感情・できごとなどを，うまく表現できないでいるとき適切な表現を示して援助すること。これによって，クライエントは，自分の問題点を正しく把握し，学習することができるようになる。

4──食生活指針と食事バランスガイド

いわゆる"食生活指針"は，食生活の改善を具体的に進める際の道案内として重要な内容を，よりわかりやすく，平易な文章で表現したものであり，小児期を扱ったものとしては，①健康づくりのための食生活指針（対象特性別）

表11-2　成長期のための食生活指針（厚生省，1989）

1．子どもと親を結ぶ絆としての食事―乳児期―	③　十分に食べる習慣，野菜と果物
①　食事をとおしてのスキンシップをたいせつに	④　食べ過ぎや偏食なしの習慣を
②　母乳で育つ赤ちゃん，元気	⑤　おやつには，いろいろな食品や量に気配りを
③　離乳の完了，満1歳	⑥　加工食品，インスタント食品の正しい利用
④　いつでも活用，母子健康手帳	⑦　楽しもう，一家団欒おいしい食事
2．食習慣の基礎づくりとしての食事―幼児期―	⑧　考えよう，学校給食のねらいと内容
①　食事のリズムたいせつ，規則的に	⑨　つけさせよう，外に出て体を動かす習慣を
②　何でも食べられる元気な子	4．食習慣の自立期としての食事―思春期―
③　うす味と和風料理に慣れさせよう	①　朝，昼，晩，いつでもバランス良い食事
④　与えよう，牛乳・乳製品を十分に	②　進んでとろう，牛乳・乳製品を
⑤　一家そろって食べる食事の楽しさを	③　十分に食べて健康，野菜と果物
⑥　心掛けよう，手づくりおやつの素晴らしさ	④　食べ過ぎ，偏食，ダイエットにはご用心
⑦　保育所や幼稚園での食事にも関心を	⑤　偏らない，加工食品，インスタント食品に
⑧　外遊び，親子そろって習慣に	⑥　気をつけて，夜食の内容，病気のもと
3．食習慣の完成期としての食事―学童期―	⑦　楽しく食べよう，みなで食事
①　一日三食規則的，バランスとれた良い食事	⑧　気を配ろう，適度な運動，健康づくり
②　飲もう，食べよう，牛乳・乳製品	

（平成2年，厚生省），②食生活指針（平成12年，文部省・厚生省・農林水産省決定，平成28年一部改訂）があり，これらの普及啓発は食育の観点からも非常に重要な意味をもっている。

　当初，健康づくりのための食生活指針は，1985（昭和60）年に作成され，この内容が全国画一的であり，とくに対象の特性などへの配慮がなされていなかったことから，早くから新たな指針の作成が必要であるとされてきた。厚生労働省（当時は厚生省）は，このような状況をふまえ，対象特性の区分を①成長期，②女性（母性を含む），③高齢者，④成人病予防にわけて作成した。とくに，成長期は，そのライフステージをさらに4区分に分類して表11-2のとおり示した。このため，一つひとつの内容は，すべて成長期の子どもの食育にとって重要な項目が整理されており，食生活改善対策の基本に据えるよう指導されている。

　また，すでに第6章の2節で述べられている「食事バランスガイド」の子ども版が関係機関，団体等から発表されており，これらを活用した食育が有効な手段の一つとして効果を上げている。

2 節 食育の方法

1——食育の計画・実施・評価

　通常，食育の実践は，管理の原則（マネージメントサイクル）に基づき，計画（Plan）―実施（Do）―評価（See）の一連の教育的はたらきかけとして進められる。また，WHO（世界保健機関）の専門委員会の健康教育の定義によれば「健康教育は健康に関する信念，態度，行動などに関する個人や集団，地域社会などのもつ諸経験と，さらに健康上必要な場合にはこれら信念や態度や行動の変容の過程についても研究して，その変容を起こさせる努力的活動である」と記されている。このため，子どもを対象とした食育においても，たんに栄養や食生活に関する知識の理解だけでなく，一人ひとりの児にとって望ましい食物の選択を可能にし，それを日常生活のなかで具体化するなどの実施しやすい食生活条件をつくり出す総合的な食の視点からのはたらきかけを意味しているものとされている。

(1) 食育の計画

　食育の具体的展開は，食育の構成要素（①だれが，②だれに，③何を，④いつ，⑤どこで，⑥どのように）を十分に勘案し，計画（Plan）を立案することから進められる。また，この計画に際しては，食育の対象者のさまざまな状況や特性を把握したうえで行なわれることが不可欠となる。すなわち，実態把握が十分に行なわれることで，より有効な食育計画の樹立が可能となるものである。

　さらに，計画においては，改善しなければならない「目標の設定」をあらかじめたてておくことが重要である。一般に，これらの目標は，大きく分けて3つの段階的目標として"大目標""中目標""小目標"とすることが多い。実施する食育を総括するような目標が「大目標」であり目的（Goal）に相当する。「中目標」は，この大目標を具体的に達成するうえでその内容が一定の期間内で可能な範囲のことがらをかかげることが一般的に行なわれている。また，「小目標」は，行動目標とも表現されているとおり，比較的短期間のうちに達成したいことがらの結果が得られる，より具体的かつ実践的内容の目標である。これらの目標については，食育の対象者の目標達成を数値で表わすなどの明確

化が重要となる。このような数値目標をかかげた食育は，その内容の理解を深め，対象者の満足感や食育をはたらきかける者との間の信頼感の形成にもつながる有効な手法である。

(2) 食育の実施

　前述したとおり，計画された食育にそって，その実施が支障なく進められ対象者の意識，態度の変容があり，さらに自発的に行動変容を起こすためには，なんらかのきっかけが必要となる。一般に，食育においては，この"きっかけ"を「動機づけ（motivation）」とよび，内的動機づけと外的動機づけに分けて整理されている。前者は，食欲や好奇心，競争心などのように，人間の基本的欲求に基づくものであり，後者は，地域や社会などの集団帰属心理や共通する行動基準などに基づくものである。これらの動機づけを効果的に活用することは，食育の対象者に適合した教育の学習内容を実践するうえで必要なこととされている。

　また，食育は，その実施方法にも多くの方法があり，どのような方法で実施するかは，かかげた目標の達成度にも大きな影響を及ぼすものである。

①個人を対象とした個別教育法

　特定の一人の者を対象に継続的に行なう方法である。これは，対象者個々の生活条件等を考慮した適切な教育を行なうことができる反面，食育に要する時間や労力が大きいなどの負担もある。しかし，何よりも，この食育による成果は，食生活への関心を高め，より健全な食生活の自立を図ることなどの点からもその期待は大きなものがある。

　具体的な方法としては，相談や指導といった形をとることが多く，この場合は，しばしばカウンセリング（面接）の技法が活用される。

②集団を対象とした集団教育法

　集団を対象として行なう食育は，その対象規模や教育内容等により，パネルディスカッション，ブレインストーミング，ロールプレイングなど，それぞれの教育方法の特徴を活かした形態で実施されている。なかでも，健康増進や疾病の治癒などを目的とした集団のうち，意識的に組織化された集団であれば，共通の問題意識をもつことも多く，食育においてもより密度の濃い指導も可能となる。しかも，これらの集団においては，対象者間の協力や相互の啓発等も

効果的にはたらき，いっそうの教育効果をあげることができる。

　これらのことから，集団を対象として行なう食育においては，可能な限りその対象集団の均質化を図り，達成目標も単一であることが望ましい。

(3) 食育の評価

　食育の評価は，教育の各段階で実施することで，それぞれの区切りのよい教育内容ごとに教育効果の判定ができる。評価の結果が望ましい状態でなかった場合は，教育内容の特徴をふまえ，計画，実施の各段階にフィードバックし，教育方法や内容等を見直し軌道修正を行なうことになる。食育の全体はこの過程のくり返しであるといっても過言ではない。また，食育の対象者の評価のみならず，はたらきかける側の指導者にかかわる側面からの評価も重要である。これは，食育に関する指導力やその資質をさらに向上させる観点からも必要なことである。とくに，評価内容として重視しなければならない項目に，①目標への達成度，②知識，態度，行動の変容度，③栄養状態の改善度などがあり，その評価は，おもに食育前に実施する実態把握のための各種の食生活調査結果や身体状況等の検査結果を教育後にも実施し，比較・分析することから行なう。

2──栄養アセスメントの考え方

　一般に，栄養状態の判定を意味する栄養アセスメントは，食事状況はもちろん基本的な身体計測や生化学的，臨床検査などのさまざまな情報から総合的に行なうものである。言い換えれば，どの情報の把握も単一で栄養状態を代表する判定にはならず，正確性に欠けるものであり，できるだけ多くの情報を用いて行なうことがたいせつである。とくに，食生活に関する調査によって把握される栄養素等の摂取状況については，ヒトの身体の栄養状態をとらえるものではなく，あくまでも体内に取り込まれた食物由来の栄養成分の状態を評価したにすぎない。いずれにしても，それらの調査の目的や特性に留意して活用することは，栄養状態の判定の手段のひとつと考えれば意義のあることといえる。

　このように，栄養アセスメントは食育の対象者の摂取栄養量の決定や具体的な栄養・食生活処方の方針を決定するにあたって的確な判断が下せる情報として把握する一連の行為である。これら栄養状態の判定に関するおもな項目として，①臨床診査（病歴，職歴，体重等の身体計測歴，栄養状態関連自他覚症状

等），②栄養素等摂取量調査（各種食生活調査含む），③身体計測（身長，体重，皮脂厚，脂肪組織，骨等の身体構成成分等），④臨床検査（血液，尿等の生理的・生化学的検査）などがある。

3——実態把握のための食生活調査のあり方

栄養アセスメントに際して実施される食事状況の把握は，通常，栄養または食生活調査と総称されている実態把握の一方法である。この食生活調査には各種の方法と内容が考えられている。最も広く定着しているものとして，厚生労働省が法律に基づき毎年実施する国民健康・栄養調査の方法に準拠した，いわゆる「秤量法」による栄養素等の摂取状況調査がある。

この調査は，食物（食品，料理，食事等）を秤で計量し記録し，その値から食品標準成分表に基づき栄養価の算定を行なうという方法であり，あわせて食生活状況等のアンケート調査や健康状態等の身体状況調査が行なわれている。

また，その他のおもな食生活調査には，①食品群別摂取状況調査，②調理法別食事状況調査，③味つけ等食習慣調査，④食生活リズム等の状況調査がある。

これらの各種の調査は，それぞれ複合的に実施し，小児期特有の食生活の実態や社会的背景も含め十分に分析，検討することが重要となる。

4——食育の具体的展開と教案および教材

すでに述べたとおり，食育の進め方の基本は，計画（Plan）—実施（Do）—評価（See）に基づく展開がくり返されることである。

この考え方について，足立は，図11-1に示したとおり，食育における計画の前提となる対象者の把握された実態のなかから問題点を発見し，その原因等を明らかにするとき，なんらかの比較検討する基準が必要であり，これを"その人間にとって望ましい，食べる営みの像を描き出す"と説明している（足立，2001）。

従来，この基準になる尺度（ものさし）として，しばしば「日本人の食事摂取基準」が活用されてきた。食事摂取基準は，栄養素を課題とした場合，その有効性は周知のとおりであるが，食育の最終目標である行動の変容と生活の質の向上にとって日常生活での実践は，非常にイメージしづらいものである。こ

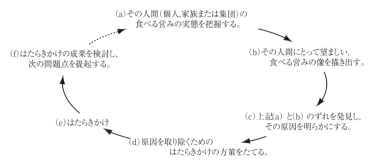

図11-1　食べる営みを主体的に進めていくはたらきかけのプロセス（足立，2001）

のため，食育の展開と発展性の方向からとらえ，より生活に密着した食品や料理（食事），食生活を課題とすることが重要である。

(1) 教案の作成

　食育を実施する場合，まず必要になるものは教育計画書，すなわち「教案」である。表11-3は，"野菜嫌い"を改善するための食育の教案の構成を示したものである。教案の作成は，食育の目標，ねらいを決定し，それらをふまえて具体化を図り，さらに教育前の準備や教育後のかかわり（評価を含め）をあらかじめ検討しておくことが必要である。

(2) 教材のあり方と活用

　教材については，その分類と種類は，非常に多くのものがある。これらの教材は，それぞれの特徴から食育の対象と内容，方法等によって活用される場面に違いがある。

　いずれにしても，教材は食育においてその対象者に対するはたらきかけに際し補助的手段として活用されるものであり，食育の最終目標である行動の変容を図るうえで，対象者の改善のための興味や関心をもたせるなどの観点から効果的に活用することがたいせつである。

　とくに，小児期における食育は，対象者の参加型を中心とした進め方が，行動変容にいたる期間の改善に向けての取り組みの継続性と教育効果の観点から重視されており，教育についても，これらのニーズを充足するものが期待されている。

表11-3　食育の教案の構成

●食育の目標

栄養のバランスがとれた食事をとることができる力をつける。

※複数回行なう教育の場合の最終段階の目標です。

●食育のねらい

(1)好きな野菜・嫌いな野菜の実態を知り,興味をもたせる。 (2)野菜のはたらきについて理解させる。 (3)食べ方にくふうがあることに気づかせる。 (4)自分でめあてを決め,実践しようと意欲をもたせる。

※このねらいを中心に教案に示した食育の内容が構成されています。

●教案の具体例

展開	時間	教育の場の動き (A教育をする側, B教育を受ける側)	指導・援助の留意点 評価の観点と方法	教　材
導入	1′	A・B:あいさつ A:前回のつながりを話す。		
問題提起	5′	好きな野菜・嫌いな野菜について B:好きな野菜・嫌いな野菜を当てる。 　　(上位5位くらいまで)	好きな野菜・嫌いな野菜の調査結果を 表にし,クイズ形式で考えさせる。 ★実態を知り,野菜の好き嫌いに興味 をもったか。(観察)	好きな野菜嫌いな 野菜調べの表 (ポスター)
展開1	10′	A:エプロンシアター「にんじんマン 　の大冒険」を演じる	野菜を食べないと元気な体にならない ことに気づかせる。	「にんじんマンの冒険」 (エプロンシアター)
展開2	8′	B:エプロンシアターに出てきた野菜 　を当てる。 B:エプロンシアターで伝えていた野 　菜のはたらきについて発表する。	野菜にはいろいろな種類があることに 気づかせる。 野菜のはたらきを知らせる。 ★元気な体をつくるためには,嫌いな 　野菜も食べることがたいせつである 　ことが理解できたか。(観察)	「にんじんマンの冒険」 (エプロンシアター)
問題解決	6′	A・B:どうやったら嫌いな野菜が食 　べられるようになるか話し合 　う。	嫌いだった野菜が食べられるようにな った児童の話を聞く。 食べてみようとする気持ちを起こすこ とや,食べ方のくふうがあることに気 づかせる。 ★食べ方にくふうがあることに気がつ 　いたか。(観察)	野菜 こんなくふうで 食べられる (カード)
まとめ	15′	B:自分の努力できる目標を決め発表 　する。(全員) A:今回の教育内容の反復。(簡単に) 　次回への結びつけ。	発表することで,嫌いな野菜でも食べ てみようという意欲をもたせる。 ★自分で努力・達成できる目標を決め 　ることによって,実践しようとする 　意欲をもつことができたか。	

※展開欄の記入は「導入・展開・まとめ」の3段階くらいにし,各々の時間を長くとることも可能です。

研究課題

1. 小児期の食育の必要性と今日的意義をふまえ，以下のものを立案，作成してみよう。
   ①年齢別の年間食育計画
   ②地域の自然・社会・文化的環境等に留意した保育所版食生活指針
   ③子どもの身近にあるもの（カレンダー，絵本，カルタ，エプロン，食品，箱や袋など）を利用して，手軽に活用できる食育教材
2. 子どもを対象とした食育における動機づけ，いわゆる「きっかけ」について考えられることがらを整理し，それらの内容を盛り込んだ食育案（教案）を検討してみよう。

 推薦図書

● 『栄養教育論』（ネオエスカ　改訂第2版）二見大介（編）　同文書院

引用（参考）文献

■1章

足立巳幸　1984　料理選択型栄養教育の枠組みとしての核料理とその構成に関する研究　民族衛生, **50**（2）, 70-107.

二見大介　2000　市販飲料の問題点　小児科, **41**（11）, 1875-1886. 金原出版

二見大介・他（編）　2000　公衆栄養学　朝倉書店　p.159

健康・体力づくり事業財団　2000　健康日本21（検討会報告書）

厚生労働省　1990　保育所保育指針

厚生労働省　1994　健康づくりのための休養指針

厚生労働省　2009　平成21年国民栄養健康・調査結果

厚生労働省　2009　保育所保育指針

東京都衛生局　1994　幼児健康栄養調査

■2章

Black, A. E., Coward, W. A., Cole. T. J. et al. 1996 ; Human energy expenditure in affluent societies: an analysis of 574 doubly-labelled water measurements. *Eur J Clin Nutr*, 50, 72-92.

細谷憲政　2000　三訂　人間栄養学　調理栄養教育公社

厚生労働省　2019　日本人の食事摂取基準　2020年版

堤ちはる・土井正子 他　2020　子育て・子育ちを支援する子どもの食と栄養　萌文書林

■3章

厚生労働省　2011　乳幼児身体発育調査報告

松見富士夫　新病態栄養学双書10　小児　1982　第一出版

高野陽・高橋種昭・大江秀夫・染谷理絵・水野清子・竹内恵子・佐藤加代子　2003　子どもの栄養と食生活　第3版　医歯薬出版

田中哲郎（監）日本小児医事出版社（編）　2009　子育て支援における保健相談マニュアル　日本小児医事出版社

■4章

Hytten, F. E., & Leitch, I. 1979 *The Physiology of Human Pregnancy, 2nd ed.* Oxford, England. Blackwell Scientific Publications.

厚生労働省　2006　妊産婦のための食生活指針―「健やか親子21」推進検討会報告書―

厚生労働省　2019　日本人の食事摂取基準　2020年版

Wei, J. N., Sung, F. C., Li, C. Y, Lin, R. S., Lin, C. C., Chiang, C. C., & Chuang, L.M. 2003 Low birth weight and high birth weight infants are both at an increased risk to have type 2 diabetes among schoolchildren in taiwan. *Diabetes Care*, 26（2）, 343-348.

山崎峰夫　2001　妊娠による母体の変化　栄養代謝　日野原重明・井村裕夫（監修）　看護のための最新医学講座15　産科疾患　中山書店　Pp.90-99.

● Column2

栗原久　2004　カフェインの科学―コーヒー，茶，チョコレートの薬理作用―　学会出版センター

■5章

有廣英明・大里進子・和田幸枝（編）　2002　小児栄養実習　第6版　医歯薬出版

古川秀子　1994　おいしさを測る―食品官能検査の実際―　幸書房

井戸田正・他　1994　最近の日本人人乳組成に関する全国調査（第4報）　日本小児栄養消化器病学会雑誌

熊沢昭子・湯浅泰江　2000　栄養学実習書　第5版　医歯薬出版

栗原堅三　1999　味覚のしくみ　日本化学会（編）　味とにおいの分子認識　季刊化学総説, **40**, 5.

高野陽・高橋種昭・大江秀夫・染谷理絵・水野清子・竹内恵子・佐藤加代子　2003　子どもの栄養と食生活　第3版　医歯薬出版　Pp.86, 98-99.
厚生労働省　2019　授乳・離乳の支援ガイド
飯塚美和子・桜井幸子・瀬尾弘子・曽根眞理枝(編)　2008　最新小児栄養　第6版─豊かな心と健やかな成長をめざして─　学建書院

■6章

香川芳子(監修)　2010　5訂増補　食品成分表2011　女子栄養大学出版部
厚生労働省　2019　日本人の食事摂取基準　2020年版
厚生労働省健康局　2002　平成13年　国民栄養調査結果の概要について　生活習慣病対策室
厚生労働省健康局　2005　平成17年　食育基本法　法律第63号
厚生労働省健康局　2008　平成20年　国民健康・栄養調査結果概要
佐伯節子・赤塚順一・野原八千代　2000　保育者のための新・小児栄養学　医師薬出版
東京都保健福祉局　2006　東京都幼児向け食事バランスガイド

■7章

文部科学省　2019　学校給食実施状況調査の結果について(平成30年5月1日現在)
(財)日本学校保健会　2020　平成30年度　児童生徒の健康状態サーベイランス事業報告書
日本スポーツ振興センター　2011　平成22年度　児童生徒の食事状況等調査報告書
日本スポーツ振興センター　2005　平成17年度　児童生徒の食生活等実態調査報告書
千葉県教育委員会　2005, 2012　いきいきちばっ子

■8章

朝山光太郎　1997　小児の肥満─基礎と進歩─　小児内科, **29**(1), 73-77.
学童糖尿病検診研究会(編)　2002　尿糖陽性児童生徒の事後措置ガイドブック　ノボ・ノルディスクファーマ
金原出版(編)　2003　小児科　特集:病気の時の食事と食事療法─正しい指示ができる小児科医─, **44**(11).
文部科学省　2019　平成30年度学校保健統計(学校保健統計調査報告書)
日本病態栄養学会(編)　2002　病態栄養ガイドブック　メディカルレビュー社
日本医師会(編)　2008　食事指導のABC　改訂第3版　日本医事新報社
日本糖尿病学会(編)　2007　小児・思春期糖尿病管理の手びき　改訂第2版　南江堂
白木和夫・前川喜平(監修)　伊藤克己ほか(編)　2002　小児科学第2版　医学書院
東京医学社(編)　1994　小児内科　特集:疾病と食事, **26**増刊号
東京医学社(編)　2003　小児内科　特集:アトピー性疾患─気管支喘息, アトピー性皮膚炎, 食物アレルギー, **35**(4).
山口規容子・水野清子　2001　育児にかかわる人のための小児栄養学　診断と治療社

■9章

二見大介・他　2003　お年寄りのやさしい献立　女子栄養大学出版部
Golubeva, E.L., Shuleikina, K.V., & Vainstein, II　1959　The development of reflex and spontaneous activity of the human fetus during embryogenesis. *Obstet Gynecol* (USSR), **3**, 59-62.
川崎葉子　1994　食べる機能の障害と関連する原疾患　向井美惠(編)　食べる機能を促す食事　医歯薬出版　Pp.15-21.
Leopold, N. A., & Kagel, M.　1983　Swallowing, ingestion and dysphagia: A reappraisal. *Arch Phys Med Rehabili*, **64**, 371-373.
向井美惠　2020　発達障害児の摂食特徴とその支援　発達障害医学の進歩, **32**, 22-30.
Prechtl, H. F. R.　1988　Assessment of fetal neurological function and development. In M. L., Leven, M. J., Bennet,

& J, Pout (ed). *Fetal and Neonatal Neurology and Neurology*. Edinburgh: Churchill Livingston. p33-40.

Reilly,S. et al　1997　Prevalence of feeding problems and oral motor dysfunction in children with cerebral palsy: A Community survey. *J Pediatr,* **129**, 877-882.

田角勝　1989　摂食・嚥下機能の発達障害への対応　金子芳洋・千野直一（編）　摂食・嚥下リハビリテーション　医歯薬出版　Pp.114-125.

田角勝・向井美惠（編）　2006　小児の摂食嚥下リハビリテーション　第2版　医歯薬出版　p.63

Widstrom, A.M., Marchini, G., Matthiesen, A.S.et al　1988　Non-nutritive suckling in tube fed pattern infants: effect on gastric motility and gastric contents of somatostain. *J Pediatr Gastroenterol Nutr,* **8**, 517-523.

全国身体障害者総合福祉センター　1994　障害者の食生活と栄養指導　第一法規出版

● Column9

厚生労働省　2018　人口動態統計年報

■10章 ────────────────────────────

保育所における食育のあり方に関する研究班　2004　楽しく食べる子どもに―保育所における食育に関する指針　平成15年度児童環境づくり等総合調査研究事業

厚生労働省　2004　楽しく食べる子どもに―食からはじまる健やかガイド―　食を通じた子どもの健全育成（―いわゆる「食育」の視点から―）のあり方に関する検討会

厚生労働省　2010　児童福祉施設における食事の提供ガイド

厚生労働省　2019　日本人の食事摂取基準　2020年版

厚生労働省子ども家庭局長・社会・援護局障害保健福祉部長通知　2020　児童福祉施設における食事の提供に関する援助及び指導について

厚生労働省子ども家庭局母子保健課長通知　2020　児童福祉施設における「食事摂取基準」を活用した食事計画について

■11章 ────────────────────────────

足立巳幸　2001　公衆栄養学　第5版　鈴木健（編）　医歯薬出版

藤沢良知・他（編）　1995　栄養指導マニュアル　第2版　南山堂

二見大介・他（編）　2002　栄養教育論　第2版　同文書院

河合隼雄　1970　カウンセリングの実際問題　誠信書房

国立社会保障・人口問題研究所　2017　日本の将来推計人口（平成29年12月推計）

厚生労働省　2007　国民医療費

厚生省　1990　健康づくりのための食生活指針（対象特性別）

索　引

執筆者一覧

■**編集委員**──民秋　言（白梅学園大学名誉教授）
　　　　　　　小田　豊（聖徳大学）
　　　　　　　栃尾　勲
　　　　　　　無藤　隆（白梅学園大学名誉教授）
　　　　　　　矢藤　誠慈郎（和洋女子大学）
■**編　　者**──二見大介・齋藤麗子

【**執筆者**（執筆順）】

二見　大介（編者）	第1章，第11章
	Column 1 ・ 7
堤　ちはる（相模女子大学）	第2章，第4章，
	Column 2 ・ 3
高野　陽	第3章
齋藤　麗子（編者）	第3章
八尋　美希（近畿大学九州短期大学）	第5章，Column 4
佐伯　節子	第6章，Column 5
米満　裕（元文部科学省）	第7章，Column 6
大和田　操（元日本大学）	第8章，Column 8
向井　美惠（昭和大学名誉教授）	第9章，Column 9，10
清野富久江（内閣府食育推進室）	第10章，Column11

編者紹介

二見大介（ふたみ・だいすけ）

　　1966年　東京農業大学農学部栄養学科卒業

　　1977年　国立公衆衛生院専攻課程栄養学科修了
　　　　　　東京都衛生局公衆衛生部，厚生省栄養課調査係長，同栄養専門官，同看護研
　　　　　　修研究センター講師，女子栄養大学教授，同栄養科学専攻学科長，日本栄養
　　　　　　士会専務理事，新潟県立大学健康栄養学部教授を経て，

　　現　在　公益社団法人日本栄養士会参与，日本食育協会理事

〈主　著〉健康教育ビジュアル実践講座（共著）　KK ニチブン　1996年
　　　　　助産学体系5　母子の健康科学（共著）　日本看護協会　1996年
　　　　　公衆栄養学（編著）　同文書院　2002年
　　　　　新・保育士養成講座　小児栄養（編著）　全国社会福祉協議会　2002年
　　　　　栄養教育論（編著）　同文書院　2002年

齋藤麗子（さいとう・れいこ）

　　1975年　東京女子医科大学卒業
　　　　　　東京医大学小児科，東京都衛生局予防課長・保健所所長，特別区保健所予
　　　　　　防課長会母子保健委員会委員長を経て，

　　2010年　十文字学園女子大学人間生活学部幼児教育学科教授

　　現　在　十文字学園女子大学名誉教授・健康管理センター長，産業医学博士
　　　　　　小児科専門医

〈主　書〉たばこがやめられる本　女子栄養大学出版部　2000年
　　　　　できる！禁煙　女子栄養大学出版部　2008年
　　　　　思春期とたばこ　日本家族計画協会　2003年
　　　　　女性と健康（共著）　東京教学社　2020年

新 保育ライブラリ　子どもを知る

子どもの食と栄養［新版］

2020年 7 月10日	初版第 1 刷印刷
2022年 9 月20日	初版第 2 刷発行

定価はカバーに表示
してあります。

編　著　者	二　見　大　介
	齋　藤　麗　子
発　行　所	㈱北大路書房

〒603-8303　京都市北区紫野十二坊町12-8
電　話　(075) 4 3 1 - 0 3 6 1㈹
ＦＡＸ　(075) 4 3 1 - 9 3 9 3
振　替　0 1 0 5 0 - 4 - 2 0 8 3

Ⓒ2020　　　　　　　　　　　印刷・製本／亜細亜印刷㈱
検印省略　落丁・乱丁本はお取り替えいたします。

ISBN978-4-7628-3112-6　　　Printed in Japan

・ JCOPY 〈(社)出版者著作権管理機構 委託出版物〉
本書の無断複写は著作権法上での例外を除き禁じられています。
複写される場合は，そのつど事前に，(社)出版者著作権管理機構
(電話 03-5244-5088, FAX 03-5244-5089, e-mail: info@jcopy.or.jp)
の許諾を得てください。

新 保育ライブラリ

子どもを知る／保育の内容・方法を知る／保育・福祉を知る／保育の現場を知る

■編集委員■ 民秋 言・小田 豊・栃尾 勲・無藤 隆・矢藤誠慈郎
A5 判・160 〜 220 頁・本体価格 1800 〜 2000 円

平成 29 年告示「幼稚園教育要領」「保育所保育指針」「幼保連携型認定こども園教育・保育要領」対応

保育・福祉を知る
子ども家庭福祉

植木信一 編著
A5 判・196 頁・本体価格 1800 円

子どもや家庭の福祉に関する動向を踏まえ，最新の情報を提供。保育者養成への活用はもとより保育者として活躍されている方にも。

保育・福祉を知る
保育者論 [第 3 版]

福元真由美・笠間浩幸・柏原栄子 編著
A5 判・200 頁・本体価格 1800 円

子どもの幸せと成長に資するための保育者としてのあり方や，時代と共に変わる保育の実態にも機敏に対応できる専門性を考える。

保育の現場を知る
保育所実習 [新版]

民秋 言・安藤和彦・米谷光弘・中西利恵・
大森弘子 編著
A5 判・160 頁・本体価格 1800 円

認定こども園，SNS の扱い方，保小連携等の項目を追加。指導案例や確認のポイントなどを新規に収録。内容が一層充実した改訂版。

保育の現場を知る
幼稚園実習 [新版]

民秋 言・安藤和彦・米谷光弘・上月素子・
大森弘子 編著
A5 判・176 頁・本体価格 1800 円

認定こども園，子育て支援，幼小連携，障がいをもつ子どもとの関わり等を追加。Q&A で学生の疑問を解決する好評書の改訂版。

子どもを知る
子どもの食と栄養 [新版]

二見大介・齋藤麗子 編著
A5 判・212 頁・本体価格 1800 円

2020 年版食事摂取基準や 2019 年改訂版授乳・離乳の支援ガイドにも対応。子どもの食と栄養の体系的理解と実践化に向けて。

保育・福祉を知る
社会的養護 I

宮崎正宇・大月和彦・櫻井慶一 編著
A5 判・192 頁・本体予価 1800 円

改正児童福祉法や新しい社会的養育ビジョンの公表等を受け，最新の情報を加筆。施設での多様な事例も紹介。